생일로 풀어낸 기적의 치유코드

먹거리가
답이다

먹거리가
답이다

신광호 지음
공동연구 **농협식품연구원**

책넝쿨

힐링코드.kr 개발자, 체질 전문가, 생년월일로 마음을 분석하는 심리 분석가. 이 책의 저자 신광호 박사를 따라다니는 수식어입니다. 신 박사는 신토불이身土不二 농산물 가운데 독자의 체질에 맞는 먹거리를 농협 하나로마트에서 구매하기를 바라며 우리 농업인에게 희망을 주고 있습니다.

그는 앞서 펴낸『힐링코드의 비밀』이라는 책을 통해 사람이 가지고 있는 잠재된 천재성과 열정을 찾음은 물론 믿기지 않던 능력도 존재한다는 사실을 알리는데 온 힘을 쏟고 있기도 합니다.

저자는 이제마 선생의 우주관을 엿볼 수 있는 '사상체질'(태양인, 태음인, 소양인, 소음인)과 달리 그 경우의 수가 43만 2천 가지 체질로 세분화할 수 있는 '오운육기체질'을 생년월일과 성별 등 간단한 정보를 입력하는 방법으로 체질을 분석하고 거기에 맞는 음식을 먹으면 치료의 길이 열린다고 강조합니다.

태양과 지구 사이에서 발생하는 일조량과 물리적 변화에 따라서 발생하는 다섯 가지 변화의 운을 읽는 '오운'과 대륙과 바다 사이에서 발생하는 기후변화의 원리를 추정하는 방식인 '육기'를 연구하면 체질을 구분할 수 있다는 것입니다.

저자는 오운육기학이 고대의 천체물리학과 기상학, 그리고 지리학일 수 있다는 사실에 근거해 사람의 심리적 변화가 병리적 체질 특성으로 반영되는 현상을 추적하며 건강관리 기준의 획일성을 경계해야 한다고 주장합니다.

의료 소비자인 국민들에게 획일적 기준으로 치료하기보다는 다양한 체질적 차별성을 인정하는 체질 의학적 다양성을 받아들여야 한다고도 주문하고 있습니다.

'오운육기 분석은 일상에서 자신에 대한 상식이 무너질 때 필요합니다. 일상적인 상식으로 볼 때 어제의 내가 오늘의 나와 다르다고 느낀다면 그때가 바로 오운육기 분석이 필요할 때'라고 주장한 신 박사의 말처럼, 이 책에서는 자신의 건강에 적신호가 켜졌을 때 오운육기 분석을 해봐야 한다고 설명합니다.

이 책이 각종 질병을 앓고 있거나 건강이 허약하다고 생각하는 사람, 스트레스 지수가 높은 사람, 자녀의 장래를 걱정하는 사람, 교육에 관심이 많은 사람 등에게 현실적인 지침이 되었으면 하는 바람입니다.

아무쪼록 자기 몸에 맞는 좋은 음식을 섭취하며 건강과 행복을 찾기를 희망하는 사람들은 꼭 한 번 읽어보시기 바랍니다.

더 욕심을 낸다면, 농협 하나로클럽 양재점 안에 하나로한의원을 개원하고 '우리 몸에는 우리 농산물이 최고'라고 강조하며 자유무역협정FTA 등으로 어려움을 겪고 있는 농업인들에게 용기를 주려고 애쓰고 있는 신 박사의 역작이 많이 읽혀 우리 농업·농촌·농민에게 희망을 주기를 기원합니다.

2014. 12

이상욱(농협중앙회 농업경제대표이사)

신토불이身土不二라는 말이 있습니다.

우리 몸과 흙은 하나다. 그 뜻은 우리가 사는 고장에서 제철에 생산된 먹거리가 우리 몸에 가장 이롭다는 것입니다.

지난 수천 년 동안 위대한 우리 조상님들은 척박한 환경 속에서도 먹거리를 꾸준히 연구하고 알뜰히 심고 잘 가꾸어 좋은 양식으로 우리에게 물려주셨는데 오늘에 살아보니 어느 하나도 보약이 아닌 것이 없습니다.

그러한 보물이 오늘날 지구촌 시대에 와서 점점 경쟁력을 잃어가고 농사는 위기에 몰렸습니다. 그러나 아무리 세상이 변하고 만사가 세계화된다 해도 우리의 먹거리, 한국의 농산물은 우리 한국인이 먹고, 살며, 대를 이어갈 숙명적 양식입니다.

우리는 이 귀중한 양식을 아무 생각도 없이 매일 세끼로 먹고 삽니다만 어떤 이들은 서양식이 문명시대의 으뜸인 것처럼 우리 것을 이런저런 이유를 들어 폄하하고 자라나는 후손들에게 서양식을 권장하기도 합니다. 이는 너무나도 안타깝고 무책임하다 아니 할 수 없습니다.

삼시세끼가 바로 보약이 됨을 증명하기 위해 우리의 먹거리가 우리 체질에 얼마나 좋은가를 다년간 대학과 국가출연 연구기관의 연구실과 교류하며 하나로마트 내 의료현장에서 경험을 쌓은 신광호 한의학 박사는 소비자가 인터넷에 생년월일 등 간단한 데이터만 입력하면 쉽게 자기 체질에 맞는 먹거리를 찾아내어 지금까지의 잘못된 식습관을 고쳐가며 꿈같은 무병 100수를 누릴 방법으로 고안하였고 나아가 좋은 먹거리의 활용방안까지 제시하고 있습니다.

또한 우리 체질에 맞지도 않는 질 낮은 외국산 먹거리에 매료되어 질병에 시달리거나 날로 심해지는 환경오염에 치여 고통 받는 우리의 세끼 밥상과 건강을 치유하기 위하여 이에 대한 대책과 우리 농업의 살길도 함께 제시하고 있습니다.

예로부터 작은 의사는 사람을 고치고 큰 의사는 나라를 구한다고 했습니다.

지금까지 우리가 어렴풋이 알아온 전통 한의학의 지혜가 우리의 생활 속에 녹아들어 일상의 먹거리를 보약으로 삼아 100세 시대를 만들어 가도록 일독을 권하는 바입니다.

2014년 세모에

한호선(前 농협중앙회장, 국회의원)

먹거리가 답이다

　모든 답은 부모가 선택하는 먹거리에 달려있습니다.

　한국의 눈부신 경제성장, 최근 벌어진 세월호 참사, 청년층의 자살, 군대 폭력, 노인의 빈곤과 경제적인 위기감 등이 모든 문제 뒤에는 부모가 선택하는 먹거리가 있습니다.

　국가시스템의 문제, 관피아, 안전불감증, 국회의 무능 등을 아무리 되짚어 봐도 거기서 답을 찾을 수 없습니다. 왜냐하면 국회나 정부가 해결책을 내놓지 못하기 때문입니다. 2000년 전 한의학적 지혜인 오운육기학을 연구하면서 한국 현실을 돌아보다가 도착한 결론은 역시 너무 강경한 부모의 양식이었습니다. 한국의 번영은 부모 세대의 강한 정신적 책임감에서 원동력을 찾을 수 있습니다. 한강의 기적을 일군 박대통령의 리더십도 있었지만, 그것이 존재하는 뒤에는 부모세대의 피땀이 있었기에 가능했지요.

　그리고 지금의 문제 역시 현재 부모세대의 양식 때문에 발생한 일입니다. 양식은 상식일 수 있지만 여기서는 먹고사는 음식과 정신적 정보를 마음의 양식으로 섭취하여 정신세계를 형성하는 세 가지 개념입니다.

지금 자식이 대학생이나 취업준비생인 부모라면 자신에게 물어보십시오. 자녀가 쥐꼬리만 한 월급을 받아가며 직장에서 고생하게 하느니 있는 재산을 물려주어 놀고먹더라도 행복하게 살게 하고 싶을 것입니다. 가능하면 편안한 직장에서 풍족하게 먹고 살게 하고 싶을 것입니다. 그런데 그 비용의 반의반도 안 되는 돈으로 어머니와 아버지의 생활비를 드리는 것은 아깝다고 생각하는 분들도 있으실 겁니다.

부모의 이런 생각이 자녀에게는 독이 되며 부모가 자식을 기르며 성취했던 행복을 자녀는 절대로 맛볼 수 없게 합니다.

부모는 지금 자신의 먹거리를 챙기는데도 힘든데 자식의 먹거리까지 평생 책임지려고 하기에 문제가 발생한다는 사실을 이해하지 못하고 있습니다. 자식의 먹거리는 자식이 스스로 벌어서 먹고, 찾아서 먹도록 놓아줘야 하는데 한국의 부모는 여전히 놓아주지 않고 있습니다. 남보기가 부끄러워서 그렇게 하지 못하고 있습니다.

이것은 부모님 세대가 재배한 국산 농산물은 외면하고 외국에서 수입된 농산물은 믿고 사는 것과 같은 선택의 지혜에서 발생하는 문제입니다. 국산 농산물은 좋은 품질에 유기농이어야 한다고 하면서 외국 농산물은 싸고 불확실해도 자녀에게 제공합니다.

그러니 답은 부모가 어떤 양식을 먹거리로 선택해서 자녀에게 줘야 하는지에 달려있습니다. 이 책을 읽으면 그 답이 보입니다. 좋은 먹거리를 선택하는 방법에서부터 마음의 양식이 바람직한 정신세계인 체질을 어떻게 형성하는지 그 원리를 알 수 있으며, 스스로를 행복하게 할 수 있는 마음의 양식을 찾을 수 있을 것입니다. 대한민국의 바람직한 미래를 개척할 수 있는 길은 2000년 묵어 잘 발효되고 숙성된 된장과 같은 오운육기학의 지혜에 달려 있습니다.

2014. 12

扰來　신　광　호

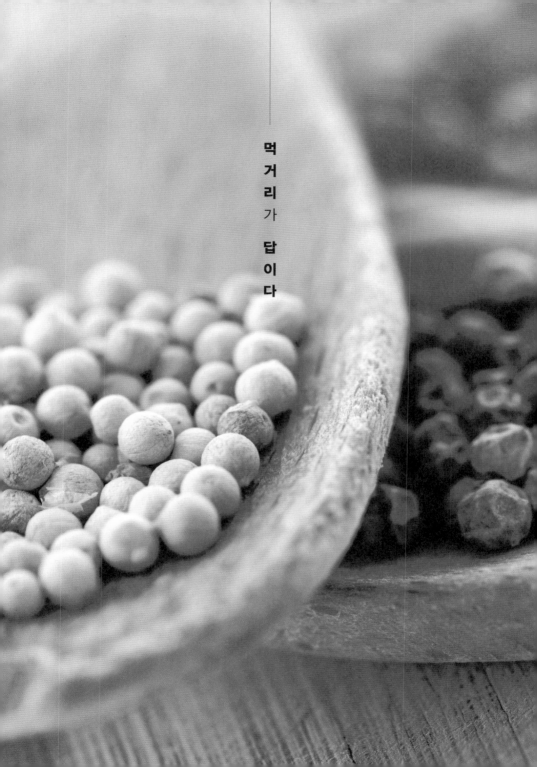

먹
거
리
가

답
이
다

차례

+

+

제1부 ——
좋은 먹거리를 선택하는 방법

제2부 —
http://힐링코드.kr 잘 활용하기

제3부 ──
마음의 양식과 정신세계 그리고 체질

제4부 ──
부모가 제공하는 마음의 양식

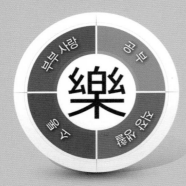

TEA therapy 인삼차, 쌍화차, 침향차
SOUP therapy 임자죽

공부하는 즐거움
침향 공진단
총명환, 각성MHT

일하는 즐거움
공진단, 경옥고
각성MHT

친구와 교류하는 즐거움
퓨전커피, 녹차
보이차, 각성MHT

부부와 사랑하는 즐거움
천잠 공진단
침향차, 각성MHT

삶을 즐기는 지혜
Enjoy Life!!

제1부

좋은 먹거리를
선택하는 방법

+

마음의 양식은 사람이 물질적으로 먹는 음식과 정신적으로

먹는 정보를 모두 포괄합니다.

이 마음의 양식이 정신세계를 형성하고 그 결과로

개인별 차이점과 공통점을 구분할 수 있는

체질이 되는 것입니다.

그러니 체질을 알려면 정신세계를 알아야 합니다.

이 장에 그 핵심이 있습니다.

좋은 먹거리 선택하는 방법

+

    다음 순서에 따라서 과제를 해결하면 당신은 가장 좋은 먹거리 정보를 찾아볼 수 있습니다.

1. 2부를 읽으며 **http://힐링코드.kr**에 들어가 당신의 체질에 강한 기운이 무엇인지 찾으세요. 입력 시 어려움이 있다면 14쪽 차례에 기록된 목록을 확인하면 됩니다.
2. 강한 기운이 무언지 알았다면 1부 6개의 표에서 해당 기운에 관련된 표를 주목하면 됩니다.
3. 주목한 표 중 4개의 장부가 표기되어 있는데 이중 자신이 가장 약하다고 생각하는 장부를 주목합니다.
4. 현재의 날짜에 해당하는 칸에 어떤 먹거리가 있는지 확인하고 연중 사시사철 선택할 수 있는 먹거리를 확인합니다.

5. 하나로마트에서 해당 먹거리를 구하여 5부에 있는 체질에 맞는 조리방법을 읽어보고 조리합니다.
6. 체질 분석 콘텐츠를 읽으면서 자신의 정신세계에 필요한 마음의 양식을 어떻게 선택하여 섭취하는지 3부, 4부, 5부, 6부에서 찾아보세요.

건강할 줄 알고, 행복할 줄 아는 지혜를 가진 사람이 능력 있고 건강한 사람입니다.

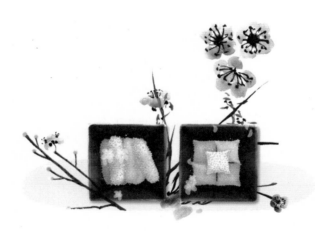

태양의 기운이 강한 사람에게 맞는 건강식

− 하나로마트 자료 제공 −

	대한~춘분 1.20~3.20	춘분~소만 3.21~5.20	소만~대서 5.21~7.22	대서~추분 7.23~9.22	추분~소설 9.23~11.21	소설~대한 11.22~1.19
간	보리 싹, 망고	비름나물, 질경이, 참나물	청경채, 자두, 매실, 블루베리, 와송	아로니아, 아오리사과	모과, 키위, 참다래	
	사과, 콩나물, 녹두나물, 쑥갓, 시금치, 미꾸라지, 뱀장어					
심포	대나무 수액, 고로쇠 수액	다래 순, 죽순, 마늘종, 방풍나물	마조람, 로즈메리	아보카도, 가지, 월견초	무화과, 카모마일	톳
	도토리묵, 다시마, 석이버섯, 캐모마일, 녹차, 연잎					
대장	냉이, 쏙새 소리쟁 이뿌리	더덕 싹, 잔대 싹	더덕 싹, 맥문동	어성초 뿌리	순무, 더덕	냉이
	도라지, 파 뿌리, 마늘, 곶감, 말린 망고, 북어포, 건홍합, 건문어, 무말랭이, 말린 뱀장어, 말린 연어, 말린 굴, 김, 해파리, 재첩					
위	칡즙, 달래	씀바귀	산약	황기	돼지감자, 고들빼기	달래
	생강, 고구마, 감자, 양파, 땅콩, 둥글래, 멸치, 다랑어, 뱅어, 닭고기, 감초, 인삼, 소고기 육포					

✱ 태양의 기운이 당신에게 있는지 확인하려면 **http://힐링코드.kr**을 방문하세요.

소양의 기운이 강한 사람에게 맞는 건강식

– 하나로마트 자료 제공 –

	대한~춘분 1.20~3.20	춘분~소만 3.21~5.20	소만~대서 5.21~7.22	대서~추분 7.23~9.22	추분~소설 9.23~11.21	소설~대한 11.22~1.19
소장	은어, 과메기	생마, 천문동	굴		연어, 백합	빙어
	당근, 연근, 생지황, 엽산, 미꾸라지, 메기, 붕어, 송어, 향어, 가물치, 개고기					
방광		땅두릅, 두릅	멸치	한천, 천년초	순무, 전어	콜라비
	무, 알타리무, 파래, 한천, 간장, 미더덕, 명태, 노가리, 꼬막, 새우, 개불					
간	보리 싹, 망고	비름나물, 질경이, 참나물	청경채, 자두, 매실, 블루베리, 와송	아로니아, 아오리사과	모과, 키위, 참다래	
	사과, 콩나물, 녹두나물, 녹두, 쑥갓, 시금치, 미꾸라지, 뱀장어					
심포	대나무 수액, 고로쇠 수액	다래 순, 죽순, 마늘종, 방풍나물	마조람, 로즈메리	아보카도, 가지, 월견초	무화과, 카모마일	톳
	도토리묵, 다시마, 석이버섯, 캐모마일, 녹차, 연잎					

＊ 소양의 기운이 당신에게 있는지 확인하려면 **http://힐링코드.kr**을 방문하세요.

양명의 기운이 강한 사람에게 맞는 건강식

– 하나로마트 자료 제공 –

	대한~춘분 1.20~3.20	춘분~소만 3.21~5.20	소만~대서 5.21~7.22	대서~추분 7.23~9.22	추분~소설 9.23~11.21	소설~대한 11.22~1.19
삼초	골뱅이	오가피 순, 천마	달팽이	겉절이, 다슬기	향부자, 오가피	멍게, 방게, 바닷가재
	맥아, 곡아, 신곡, 청국, 울금, 강황, 고추장, 치즈, 식초, 식혜, 김치					
담	매생이			치커리		민어, 복어
	우엉, 곤약, 메밀묵, 도토리묵, 한천, 모려칼슘, 홍차, 숙지황					
심	치자	엉겅퀴, 딸기, 명아주, 씀바귀, 델라웨어	수송나물, 곰취, 수리취, 체리	삼채, 켐벨 포도, 머루 포도	머루, 세레단 포도, 브로콜리, 명월초, 대봉시	겨울 쪽파
	부추, 파, 상추, 양상추, 셀러리, 고추, 고수, 감, 수박, 해조(미역), 육계, 메밀, 팥, 커피					
신	굴	오가피 순, 로열 젤리	명이나물, 앵두, 재스민	오디, 복분자, 백향과	석류	굴
	토마토, 방울토마토, 아욱, 구기자, 산수유, 흑두, 참깨, 서목태, 후추, 두부, 해바라기 씨, 콩기름, 참기름, 해삼, 눈꽃 동충하초, 프로폴리스					

✱ 양명의 기운이 당신에게 있는지 확인하려면 **http://힐링코드.kr**을 방문하세요.

소음의 기운이 강한 사람에게 맞는 건강식

– 하나로마트 자료 제공 –

	대한~춘분 1.20~3.20	춘분~소만 3.21~5.20	소만~대서 5.21~7.22	대서~추분 7.23~9.22	추분~소설 9.23~11.21	소설~대한 11.22~1.19
폐	냉이, 파래	냉이, 달래, 참외	바질, 살구, 취나물	소엽, 옥수수	국화	의령 참외
	오이, 미나리, 대파잎, 깻잎, 멜론, 배, 호박, 호두, 잣, 오미자, 은행, 들깨, 발효 프로폴리스					
비	오렌지, 한라봉	고수, 삽주 싹	쇠비름, 완두콩, 강낭콩	복숭아, 여주	유자, 레몬, 천혜향, 황금향	오렌지
	밤, 대추, 쌀, 율무, 보리, 흰콩, 꿀, 이당, 우유, 귤, 배추, 양배추, 근대, 무청, 쇠고기, 표고, 콜라겐, 젤라틴					
대장	냉이, 쏙새 리쟁이뿌리	더덕 싹, 잔대 싹	더덕 싹, 맥문동	어성초 뿌리	순무, 더덕	냉이
	도라지, 파 뿌리, 마늘, 곶감, 말린 망고, 북어포, 건홍합, 건문어, 무말랭이, 말린 뱀장어, 말린 연어, 말린 굴, 김, 해파리, 재첩					
위	칡즙, 달래	씀바귀	산약	황기	돼지감자, 고들빼기	달래
	생강, 고구마, 감자, 양파, 땅콩, 동글래, 멸치, 다랑어, 뱅어, 닭고기, 감초, 인삼, 소고기 육포					

＊ 소음의 기운이 당신에게 있는지 확인하려면 **http://힐링코드.kr**을 방문하세요.

태음의 기운이 강한 사람에게 맞는 건강식

— 하나로마트 자료 제공 —

	대한~춘분 1.20~3.20	춘분~소만 3.21~5.20	소만~대서 5.21~7.22	대서~추분 7.23~9.22	추분~소설 9.23~11.21	소설~대한 11.22~1.19
폐	냉이, 파래	냉이, 달래, 참외	바질, 살구, 취나물	소엽, 옥수수	국화	의령 참외
폐	오이, 미나리, 대파잎, 깻잎, 멜론, 배, 호박, 호도, 잣, 오미자, 은행, 들깨, 발효 프로폴리스					
비	오렌지, 한라봉	고수, 삽주 싹	쇠비름, 완두콩, 강낭콩	복숭아, 여주	유자, 레몬, 천혜향, 황금향	오렌지
비	밤, 대추, 쌀, 율무, 보리, 흰콩, 꿀, 이당, 우유, 귤, 배추, 양배추, 근대, 무청, 쇠고기, 표고, 콜라겐, 젤라틴					
삼초	골뱅이	오가피 순, 천마	달팽이	겉절이, 다슬기	향부자, 오가피	멍게, 방게, 바닷가재
삼초	맥아, 곡아, 신곡, 청국, 울금, 강황, 고추장, 치즈, 식초, 식혜, 김치					
담	매생이			치커리		민어, 복어
담	우엉, 곤약, 메밀묵, 도토리묵, 한천, 모려칼슘, 홍차, 숙지황					

✱ 태음의 기운이 당신에게 있는지 확인하려면 **http://힐링코드.kr**을 방문하세요.

궐음의 기운이 강한 사람에게
맞는 건강식

– 하나로마트 자료 제공 –

	대한~춘분 1.20~3.20	춘분~소만 3.21~5.20	소만~대서 5.21~7.22	대서~추분 7.23~9.22	추분~소설 9.23~11.21	소설~대한 11.22~1.19
심	치자	엉겅퀴, 딸기, 명아주, 씀바귀, 델라웨어	수송나물, 곰취, 수리취, 체리	삼채, 켐벨 포도, 머루 포도	머루, 세레단 포도, 브로콜리, 명월초, 대봉시	겨울 쪽파
	부추, 파, 상추, 양상추, 셀러리, 고추, 고수, 감, 수박, 해조(미역), 육계, 메밀, 팥, 커피					
신	굴	오가피 순, 로열 젤리	명이나물, 앵두, 재스민	오디, 복분자, 백향과	석류	굴
	토마토, 방울토마토, 아욱, 구기자, 산수유, 흑두, 참깨, 서목태, 후추, 두부, 해바라기 씨, 콩기름, 참기름, 해삼, 눈꽃 동충하초, 프로폴리스					
소장	은어, 과메기	생마, 천문동		굴	연어, 백합	빙어
	당근, 연근, 생지황, 엽산, 미꾸라지, 메기, 붕어, 송어, 향어, 가물치, 개고기					
방광		땅두릅, 두릅	멸치	한천, 천년초	순무, 전어	콜라비
	무, 알타리무, 파래, 한천, 간장, 미더덕, 명태, 노가리, 꼬막, 새우, 개불					

＊ 궐음의 기운이 당신에게 있는지 확인하려면 **http://힐링코드.kr**을 방문하세요.

체험이 형성한 정신세계 그리고 체질

+

사람은 체험을 통해 학습한 만큼의 정신세계가 형성됩니다.

1인당 국민소득 3만 불 시대를 경험한 한국인은 그것을 경험한 만큼의 정신세계를 구축하고 있습니다. 그래서 1만 불 시대를 지나온 과거의 경험에 비추어 다른 나라의 1만 불 시대를 경험하는 그 나라의 애환을 보면서 그 한계와 가능성을 점칠 수 있습니다.

문제는 5만 불, 6만 불 시대를 경험하는 선진국의 국민들이 가지는 정신세계를 이해하는 데 한계가 있다는 데 있습니다. 왜냐하면 그런 사회 상황을 경험하지 못했기 때문입니다. 사람은 물질이 지배하는 현실 세계의 경험을 통하여 저마다의 경험한 바에 따라서 소우주인 정신세계를 구축하여 세상과 호흡하려하기 때문입니다. 이것이 사람입니다. 세상에 태어나서 10년, 20년을 살아본 사람은 50~70년을 살아본 연륜이 쌓인 사람의 정신세계를 절대로 이해하지 못합니다. 반대로 노인은 젊은 학생의 정신세계를 예측할 수 있습니다. 노인은 학생 시절을 겪었기 때문입니다. 이런 정신세계는 한날한시에 태어난 쌍둥이라도 다를 수밖에 없습니다. 현실의 물질세계는 같지만, 이것을 보고 반응하는 개개인의 정신세계는 다릅니다. 이것을 우리는 체질이라고 구분하는 것입니다. 그리고 이 체질적 습관은 개인만의 독특한 정신세계에서 발생하는 심리적 특성에서 기인하며 여기서 선호하는 식습관을 만들어냅니다. 그래서 체질적으로 인삼을 좋아하고 기력을 증진하는 효과를 경험하는 사람도 있고 오이를 먹으면 설사를 하는 사람도 있는 것입니다.

이런 개인적 체질의 차별성을 처음 찾아낸 분이 100여 년 전의 이제마 선생이십니다. 그러나 한의학 경전인 『황제내경』에 의하면 이런 원리를 이미 2000년 이전에 알고 있었습니다. 그것도 아주 디테일하게 분석하는 지혜가 있었습니다. 이 책을 통하여 그 시대에 이해하려고 한, 사람의 개성을 통하여 형성되는 체질과 거기에 따라서 좋은 먹거리 선택의 지혜를 가져가 보십시오.

당신의 정확한 체질 심리 분석을 통하여 천성과 지성을 세밀하게 알려면? 사상체질의학과 달리 오운육기체질분석은 그 경우의 수가 432,000건에 달해서 간단하게 분석되는 것은 아닙니다. 그러나 IT의 발달로 이런 분석은 아주 쉬워졌습니다. 인터넷에서 http://힐링코드.kr을 찾아 성명, 생년월일, 성별, 직업, 지병, 오늘의 날씨 등 정보를 입력하면 간단하게 분석 결과를 받아볼 수 있습니다. 더 자세히 오운육기학을 공부하고 싶다면 『힐링코드의 비밀』이란 책을 읽어보면 됩니다.

인터넷을 통한 다양한 분석에 대한 지혜를 접하고 싶으시다면 http://cafe.naver.com/shindocter를 방문하여 회원 가입하고 힐링코드 분석법을 클릭하여 콘텐츠를 읽어보기를 권합니다.

힐링코드의 비밀

성공하고 싶으신가요?
행복해지고 싶으신가요?

당신의 힐링코드의 비밀을 풀어보세요!
힐링코드를 통하여 마음의 상처를 치유하고 자신의 능력을
개발하여 빠르게 성공하고 행복해질 방법을 알 수 있습니다.
당신의 힐링코드를 열어 당신을 도와줄 힐링푸드도 찾고,
건강해지는 방법도 챙겨가세요~

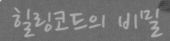 ENTER

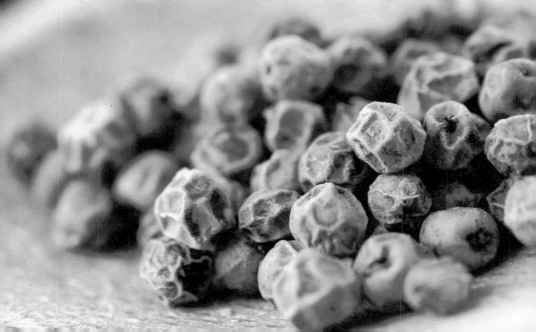

http://힐링코드.kr 잘 활용하기

\+

힐링코드의 비밀 프로그램이 설치된 URL이 있는 곳의 주소는

http://힐링코드.kr이다. 주소를 치고 클릭하면

열쇠를 클릭하는 그림이 뜬다.

열쇠 부분을 클릭하면 프로그램이 작동되는 구조이다.

http://힐링코드.kr
잘 활용하기

힐링코드의 비밀 프로그램이 설치된 URL이 있는 곳의 주소는 http://
힐링코드.kr이다. 주소를 치고 클릭하면 열쇠를 클릭하는 그림이 뜬
다. 열쇠 부분을 클릭하면 프로그램이 작동된다.

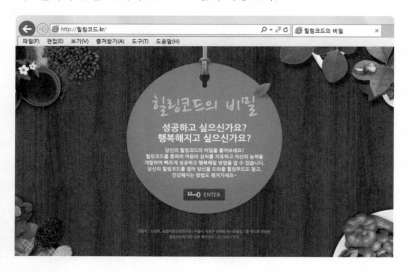

클릭을 하면 입력 프로그램으로 넘어간다.

성명, 생년월일 입력 잘하기

+

열쇠를 클릭하면 제일 처음 힐링코드를 분석하기 위한 데이터 입력을 요구하는 창이 열린다.

가장 먼저 성명, 생년월일, 성별, 음력·양력에 대한 정보를 입력하는 창에 데이터를 입력시켜야 한다.

◆ 필수입력사항			
성명	이름을 입력하세요 ⦿ 내국인 ◯ 외국인	성별	◯ 남 ◯ 여
생년월일	출생년도 ⬍ 년 출생월 ⬍ 월 출생일 ⬍ 일	양력/음력	◯ 양 ◯ 음
양력생일			
연령	만 ☐ 세 ＊생일을 기준으로 자동 계산됩니다.		

성명의 입력

성명에는 한글 또는 영어로 입력할 수 있다. 성명을 입력하면 내국인 이지 외국인인지 표기해야 한다. 내국인인 경우는 다음으로 넘어가도 된다. 단 외국인인 경우는 외국인에 클릭해서 표기해야 한다.

성별의 입력

성별에 대한 입력이 필요하다. 남성과 여성의 구분이 되지 않을 경우 행복을 느끼는 데이터에 오류가 발생할 수 있기 때문에 반드시 입력되어야 한다. 그냥두면 남성으로 입력되기 때문에 여성의 경우 체질 심리 분석상 오류가 발생할 가능성이 높으니 반드시 클릭해야 한다.

생년월일의 입력

❶ 생년을 클릭하여 1900년부터 올해까지에서 해당 연도를 선택한다. ❷ 생월을 클릭하여 1월부터 12월에서 해당 월을 선택한다. ❸ 생일을 클릭하여 1일부터 31일에서 해당 일을 선택한다. ❹ 입력시킨 생년월일 데이터가 양력인지 음력인지 구분해야 한다.

양력/음력	○ 양	○ 음

외국인인 경우 태양력이기에 구분할 필요가 없으나 내국인은 반드시 구분하여 입력할 필요가 있다. 음력 생일이 양력으로 잘못 입력되면 당연히 힐링코드 분석은 오류가 발생할 수밖에 없다. 이상을 입력하면 바로 아래에 입력된 생년월일이 양력으로 표기된다. 이것을 모두 입력하면 해당 직업 영역 입력하기로 넘어간다.

해당 직업 영역 입력하기

+

해당 직업 영역이 어디에 속해 있는지 클릭하는 창이다. 여기서 해당 직업 영역이라고 생각하지 말고 어느 영역에 관심이 있는지를 확인하는 창이라는 뜻으로 이해해도 무방하다.

● 해당 직업 영역 (제일 가까운 영역 선택 1)

- 통솔, 리더, 정치, 경제, 경영, 사회의 지도자, 개인사업, 지휘자, 영상, 그림
- 사교, 언어, 교육, 법률, 인문사회, 연예, 음악, 마케팅, 사회자, 협상자, 개그
- 신념, 계급, 주식, 게임, 부동산, 스포츠, 예술, 언론, 윤리, 종교, 사회, 역사
- 추리, 수리, 수학, 예측, 관찰, 역학, 심리학, 분석학, 통계, 데이터처리, 컴퓨터
- 논리, 과학, 법률, 논설, 출판, 공무, 봉사, 독서, 철학, 공학, 정책, 사상, 명상
- 지혜, 기술, 기획, 공학, 과학, 경제, 정책, 반복교육, 인문사회, 컴퓨터, 의학, 노동(단순노동)

그 이유는 초등학생이나 중학생 등 어린 나이의 아이들은 직업이 없기 때문이다. 그보다는 어떤 분야에 관심이 있는지 어디에 흥미를 느끼고 자신의 지적 영역에 정보를 수집하고 있는지를 알기 위한 창이다.

가령 자신의 아이가 리더십이 강한 것 같다면 태양에 클릭하면 된다.

인문사회 영역에 관심이 있는데 스포츠와 예술적 재능이 뛰어나다면 소양보다는 양명 쪽을 클릭해야 한다. 해당 직업 영역에서 관심 단어가 많은 쪽이 체질을 분석하고자 하는 사람에 대한 지적 영역에 정보가 축적될 가능성이 높기 때문이다.

사람은 스스로 좋아하는 영역을 마음의 양식으로 삼을 가능성이 높다. 특히 직업 영역에서 섭취하는 정보는 대부분 마음의 양식이 되는 것이다. 온종일 무엇을 주로 생각하고 사는 것인지 아니면 무엇을 주로 하면서 살고 있는지 알고 싶다면 당연히 직업 영역인 것이다. 직업이 없는 사람은 당연히 가장 관심을 많이 가지고 있는 영역을 마음의 양식으로 삼는다.

지금 앓고 있는 질환이나 약한 장부 입력하기

+

● 지금 앓고 있는 질환이나 약한 장부 (정확하지 않아도 됩니다. 본인이 약하다고 생각되는 곳을 선택해 주세요.)

간기능계	간질환	관절질환	근육질환	눈질환	유방질환
담내분비계	갑상선질환	내분비장애	담낭질환	비만	췌장질환
대장 상기도	감기, 상기도감염		감염성구내염	대장질환	
방광 비뇨기계	결석	방광, 요로, 전립선	신장질환		
비소화기계	당뇨	식욕부진	출혈성 질환	탈장	
삼초 자율신경계	땀분비	신경쇠약	신경통	자율신경실조	
소장 영양면역계	빈혈	알레르기	피부질환	영양실조	혈액질환
신 비뇨생식기계	귀질환	남성질환	본태성고혈압	자궁질환	척추질환
심포 뇌혈관계	간질	뇌성마비	정신장애	중풍	치매
심혈관계	고혈압	류마티스	심장질환	혀의 질환	혈액순환장애
위 소화기계	식도, 위, 십이지장질환	식욕과다	안면피부	유방질환	허약성구내염
호흡기계	기관염	기관지염	천식	피부질환	호흡기감염

사람은 누구나 질병을 앓을 수 있다. 태어나서 병을 한 번도 앓지 않

았다고 생각하는 분들도 있겠지만 거의 없을 것이다. 있다면 착각이다. 누구나 체질적인 결함은 반드시 존재한다.

만약 어떤 질병도 앓지 않았다고 생각한다면 잠재적 정신장애가 있다는 것을 방증하는 인지장애가 있다는 뜻이다. 이런 생각을 하는 사람은 어느 날 갑자기 중풍이나 치매가 오고 갑작스러운 돌연사를 당하는 분들이 많다.

이 부분에 대한 데이터 입력은 살아가면서 몸에 질병이 발생하였던 과거력을 체크하는 과정에서 체질과의 상관성을 파악하는 영역이다. 타고난 체질에 의해서 발생한 질환인지 아니면 그냥 스쳐 지나가는 별로 신경 쓰지 않아도 되는 질환인지 알아내는 데 필요한 데이터가 여기

	장부 질환	질병 키워드
궐음	심포 뇌혈관계 질환	정신장애, 치매, 간질, 뇌성마비, 중풍
	간 기능계 질환	눈, 간, 근육, 관절, 유방 질환
소음	심혈관계 질환	류머티즘, 고혈압, 심장 질환, 혈액순환장애, 혀 질환
	신 생식기계 질환	본태성 고혈압, 자궁 질환, 남성 질환, 귀 질환, 척추 질환
태음	폐 호흡기 질환	호흡기 감염, 기관염, 기관지염, 천식, 피부 질환
	비 소화기 질환	탈장, 식욕부진, 당뇨, 출혈성 질환, 췌장 질환
소양	담 내분비계 질환	담낭 질환, 갑상선 질환, 내분비장애, 비만
	삼초자율신경계 질환	신경쇠약, 신경통, 자율신경실종, 땀 분비
양명	대장상기도 질환	감기, 상기도감염, 감염성 구내염, 대장 질환, 피부 질환
	위 소화기 질환	구강, 식도, 위, 십이지장, 유방, 안면 피부, 식욕 과다
태양	소장 영양 면역 질환	빈혈, 혈액 질환, 영양실조, 알레르기 피부 질환
	방광 비뇨기계 질환	신장 질환, 결석, 방광, 요로, 전립선염

서 입력되는 것이다.

일단 질병 키워드 앞 □표에 클릭하면 되는데 주의할 점은 가장 심하다고 생각되는 질병 키워드에 클릭해야 한다는 점이다. 가령 감기도 자주 앓고 팔다리도 아픈데 이것을 모두 클릭하는 것도 무방하지만 이 중에서 어느 질환이 더 빈도가 높은지 생각해볼 필요가 있다. 감기를 자주 앓는다면 상기도 감염이니 감기 앞에 클릭하면 된다.

그런데 척추에 관절 질환을 자주 앓았다면 관절 앞에 클릭하면 된다. 여러 가지 질환을 앓고 있다면 빈도를 생각하고 얼마나 오랜 시간 투병을 했는지 그 기간을 생각해서 클릭해도 무방하다.

그런데 두 가지를 클릭하게 되는 경우도 있다. 가령 관절 질환이 있는데 거기에 위 질환이 있다고 가정할 경우 관절을 클릭하고 위를 클릭하게 될 경우 이 프로그램에서는 위 질환에 클릭한 것으로 입력된다는 점이다. 즉 관절 질환에 클릭 된 것은 삭제되도록 프로그램 되어 있기 때문에 최종 클릭한 것을 주 데이터로 삼는다는 점을 감안해서 입력해야 원하는 데이터를 얻을 수 있다.

오늘 내 마음의 날씨
입력하기

+

질병 키워드 입력이 끝나면 오늘 내 마음의 날씨 입력하기를 주목해야 한다.

● 오늘 내 마음의 날씨 (오늘 날씨의 느낌이 어떠신가요? 정확하지 않아도 됩니다. 본인의 느낌을 선택해 주세요)	
추운 느낌, 비오는 느낌, 눈오는 느낌	더운 느낌, 햇살이 뜨거운 느낌
건조한 느낌, 맑고 청명한 느낌	안개가 낀 느낌, 황사가 있는 느낌, 시야가 흐린 느낌
구름이 많은 느낌, 후덥지근하고 습한 느낌	바람이 많은 느낌, 싱숭생숭한 느낌

이 프로그램의 목적이 피검자의 체질 심리적 특징을 잡아내는 데 있다. 그러므로 그날의 보편적인 날씨를 묻는 것이 아니라 그 날씨에서 어떤 느낌이 있느냐가 중요하다. 아무리 맑고 화창한 날씨라고 해도 어떤 사람은 더위를 느끼는 사람도 있고 어떤 사람은 청명하다고 느낄 수 있다. 중요한 것은 느낌이 어디에 있는가에 달려있는 것이다.

비가 오는 날씨라고 가정하자. 그런데 바람도 불고 있다면 어느 것에 클릭할 것인가? 그것은 그 사람의 느낌이다. 비가 온다는 사실에 더 마음이 간다면 비 오는 느낌이 오는 칸에 클릭할 수 있다. 그런데 비오는 것에 마음이 가지 않고 바람이 분다는 사실에 마음이 가 있다면 바람 부는 날씨에 클릭해야 한다.

마음이 어디로 움직이느냐에 따라서 심리적 패턴 차이가 달리 나오기 때문이다. 그리고 그 사람에게 추천할 수 있는 오늘의 음식을 마음에 맞도록 추천해줄 수 있다.

이상을 입력하면 힐링코드의 비밀을 풀기 위한 모든 데이터를 입력한 것이다. 이제 그 결과를 볼 필요가 있다. 아래의 '나의 힐링코드 보기'를 클릭하면 그 답을 볼 수 있다. 만약 정보 입력을 다시 하고 싶다면 다시 입력하기를 클릭한 뒤 처음으로 돌아가서 다시 자료를 입력하면 된다.

힐링코드에 대한 이해

+

생년월일을 근거로 그 사람의 체질 심리를 파악하는 힐링코드의 핵심은 오운체질, 육기체질, 직업 객기, 질병 객기로 이뤄져 있다. 좀더 디테일하게 검사를 하려면 부모의 생년월일이나 친구 또는 선생님의 생년월일을 넣어서 데이터를 뽑아내면 좋겠지만 그럴 경우 너무 많은 정보를 입력해야 하는 번거로움과 원하는 결과를 도출할 가능성이 오히려 희박해진다. 따라서 여기서는 생년월일을 근거로 기본적인 힐링코드를 뽑아내는 데 만족하고자 한다.

엄밀하게 말하면 의학적인 데이터로서는 오운체질, 육기체질, 직업 객기, 질병 객기만 알면 모든 것이 끝난다.

나머지는 해석하는 사람이 유추하여 자료를 보완하면서 변증하면 되는 것이기 때문이다. 그러나 전문적으로 오운육기를 공부하지 않은 분들은 이 정도로 알아낼 것이 별로 없다. 이 책의 제목에서 밝혔듯이 좋은 먹거리를 선택하는 방법에서 최소한으로 필요한 정보는 육기체질이다. 이것만 알면 모든 것이 끝난다.

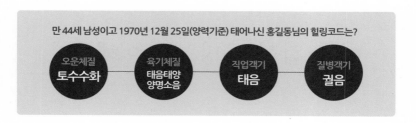

만 44세 남성이고 1970년 12월 25일(양력기준) 태어나신 홍길동님의 힐링코드는?

오운체질	육기체질	직업객기	질병객기
토수수화	태음태양 양명소음	태음	궐음

　육기체질 정보 여덟 자 중 맨 앞의 두 글자가 지칭하는 기운이 가장 강한 기운을 의미한다. 물론 예외는 있지만, 그것은 차차 공부하면서 터득하면 되고 일단은 위 그림에서 보듯이 소음양명, 소음태양, 여덟 자 중 소음이라는 기운이 가장 강한 것이 틀림없다. 그러니 이 정보를 가지고 1장에서 소음기운이 강한 사람에게 맞는 좋은 먹거리 정보를 찾을 수 있다.

　이 프로그램에서는 좀 더 디테일하고 적중력 높은 자료를 요구하기 때문에 모든 자료를 읽어보고 체질 심리에 의해 잘 걸리는 질환에 대한 정보를 집중해야 한다. 이 출력 데이터가 피검자의 체질에 맞는 음식을 찾아내는 열쇠가 된다.

이성·감성·욕망 패턴 이해하기

+

    이성·감성·욕망 패턴 이해하기에 들어 있는 정보는 오운체질 정보를 해석한 것이다. 그리고 연령에 따라서 변화하는 이성과 감성과 욕망의 작용을 추적하는 결과치가 그래프로 표기된 것이다. 타고난 이성·감성·욕망 패턴이 살아가면서 나이가 먹으며 점차 변화하고 원숙해지는데 그 변화 패턴을 이해하는 것이 중요하다.

    처음 자신의 이성과 감성과 욕망 데이터를 읽어 본 분들은 자신의 심리적 패턴인지 의심하는 경우가 많다. 그 이유는 출력된 데이터가 매우 농축된 고농도의 마음 양식이기 때문에 거친 음식을 먹다가 갑자기 고농축 영양식을 먹을 때 소화가 되지 않는 것과 같다. 이 경우 인터넷에서 BDI나 MBTI 분석을 해본 다음에 다시 힐링코드를 분석해 볼 것을 권한다.

    이성·감성·욕망 패턴 분석 자료는 가장 이상적인 정신세계 구축을 전제로 기록한 것이기 때문에 현실에서 피검자는 훨씬 미치지 못하는 정신세계를 구축할 가능성이 더 높기 때문이다. 그래서 심리분석이나 적성검사를 받아 본 사람이 좀 더 이해를 많이 하는 편이다. 이 책을 끝까지 읽어본 다음에 다시 힐링코드를 분석하는 것도 좋은 해결책이다.

마음이 급한 분은 그래프를 해석하는 것이 더 효과적이다.

이성 그래프의 해석

이성은 생명이라는 존재의 본능이 일으키는 마음작용이라고 정의하고자 한다. 그 마음을 달리 표현하면 어진 마음仁, 예를 따르는 마

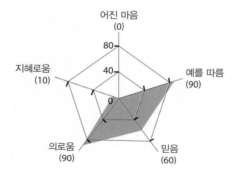

음禮, 믿음信, 의로운 마음義, 지혜로운 마음智으로 구분할 수 있다. 그러니까 본능에 따라 어진 마음이 강한 사람은 어진 마음 아래의 괄호 안의 숫자가 높다. 예를 따르는 마음이 강한 사람은 해당 숫자가 가장 높은 것이다.

욕망 그래프의 해석

모든 사람의 욕망은 실질적으로 본능에서 출발한다. 그리고 그것은 마음에서 유발되는 이성적 선택의 반작용에서 발생하는 현상이다. 욕망은 그래서 높기도 하고 마이너스 이하로 낮기도 하다. 숫자상 높은 욕망이 감성에 미치는 영향은 큰 욕망이며 그만큼 몸에 스트레스로 작용할 가능성이 높은 욕망이다. 그러나 낮은 숫자나 마이너스 표기가 된 숫자는 그만큼 감성에 영향을 미칠 가능성이 없는 욕망이다. 특히 억제하기 쉬운 욕망에 해당한다는 뜻이다. 그쪽에 욕망이 많다는 뜻이 아니라 다른 감성이나 이성으로 전환해서 해소할 수 있는 욕망이다. 그런 의미로 욕망 수치가 가장 높은 욕망에 관심을 둬야 한다.

또 한 가지 욕망이라는 것은 글자 그대로 해석하면 안 된다. 많은 사람이 욕망을 오욕이라고 해서 대표하는 욕망을 구분해서 설명해 놓았는데 이것이 모두라는 생각을 한다. 거기에는 해석의 묘가 필요하다. 그것을 그래프 아래에 표기해 놓았다.

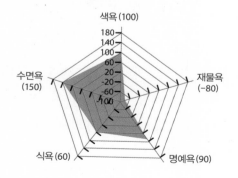

오해를 많이 하는 색욕만 하더라도 그냥 성적인 욕구라고 오해하면 안 된다. 매력 과시, 인기 과시, 성적 욕구, 폼생폼사, 외모중시라는 문구를 기술한 이유가 거기에 있다. 색욕이라는 것은 성적인 욕구를 포함하는 것이 당연하지만, 글자 그대로 색깔을 보는 욕구일 수도 있다. 사람이 어떤 옷을 매력적으로 입을 수 있느냐는 감각적 욕구도 거기에 해당한다. 그것이 매력 과시이고, 멋있게 보이고 싶어 하는 욕구 또는 인기가 높아지고 싶은 욕구도 거기에 해당한다. 그런 측면에서 외모를 중시하는 욕구도 존재하는데 이것이 모두 색욕에 해당한다. 실제로 외모를 중시하는 사람이 색욕도 강하다.

재물욕 소비욕구, 재산증식, 소유욕, 근검절약	**명예욕** 과시욕, 승부욕, 서열상승욕, 비교욕구
식욕 먹는욕구, 수렵욕구, 협력, 협상욕구, 조화추구	**수면욕** 휴식욕, 여행욕구, 놀기 좋아함, 무위도식
색욕 매력과시, 인기과시, 성적욕구, 폼생폼사, 외모중시	

감성 그래프의 해석

감성이라는 것은 본능에서 일으키는 이성적인 마음과 욕망 때문에 유발되는 감정적인 변화에너지를 의미한다. 감성을 한의학에서는 칠정이라고 도 한다.

희, 노, 우, 사, 비, 경, 공 이것이 칠정인데 이것을 오행에 배속하여 해석한 것을 그래프로 그려 놓은 것이다. 기쁨, 분노, 생각, 근심과 걱정,

두려움과 놀람 이렇게 다섯 가지 구분으로 해당 지수를 출력하게 된다.

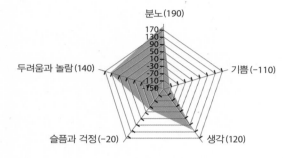

이때 해당 지수의 숫자를 볼 때 마이너스 숫자가 나온 것은 해당 감성에 의해서 마음의 상처나 스트레스를 별로 받지 않는 정신세계를 구축한다는 뜻이다. 그러나 수치가 높은 감성은 그렇지 않다. 실제로 스트레스가 많이 작용하면 질병을 발생시키는 원인으로 작용한다. 즉 감성의 수치에 따라서 오장 기능 평가상 허약하거나 취약하다는 판단을 내릴 수 있다. 두려움이나 놀람 수치가 높을 경우 신장 비뇨생식기계에 문제가 발생할 가능성이 높으며, 기쁨 수치가 높을 경우 심혈관 기능계에 문제가 발생할 가능성이 매우 높다. 이 데이터가 체질 심리에 의해 잘 걸리는 질환과 겹칠 경우 체질적인 질환이 될 가능성이 높다. 여기에 질병 객기가 겹치게 된다면 체질적인 질병이라고 판단할 수 있다.

오장 기능 평가					
오장	간기능	심혈관기능	비위기능	폐호흡기능	신비뇨생식기능
평가	허약(160)			취약(190)	

심리적 특성 패턴 이해하기

+

　심리적 특성 패턴에 대한 데이터는 육기체질을 해석한 것이다. 육기 체질은 오운체질과 달리 누적된 정보에 따라서 그 기질이 바뀌는 특성이 있다. 즉 어려서보다 30세 이후에 심리적 특성 패턴이 공감대를 얻을 가능성이 높다. 그 이유는 타고난 심리적 특성 패턴은 마음의 양식을 충분히 섭취하여 일정 수준이 되었을 때 비로소 공감할 수 있기 때문이다.

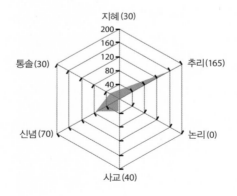

여기서 중요한 점은 심리적 특성을 구분하는 용어이다. 여섯 가지 특성으로 구분되는데 지혜, 추리, 논리, 사교, 신념, 통솔로 구분된다. 지혜 — 궐음, 추리 — 소음, 논리 — 태음, 사교 — 소양, 신념 — 양명, 통솔 — 태양으로 표기되는 구분이다.

궐음 〈지혜지수〉: 기술, 기획, 실천, 모사, 꾀, 꿈	**태음** 〈논리지수〉: 논리적 집중력, 전문적, 합리적, 관념적 능력
소음 〈추리지수〉: 세심함, 자상함, 관찰력, 예측능력	**양명** 〈신념지수〉: 절도, 의리, 양속을 지키는 능력
소양 〈사교지수〉: 기억능력, 친화력, 오락, 언어표현능력	**태양** 〈통솔지수〉: 통찰, 직관, 예술능력

지혜에 관련된 정보 집착력이 강한 사람은 궐음기운이 강하다고 표현되며, 추리에 관련된 정보 집착력이 강한 사람은 소음기운이 강하다고 표현되는 것이다. 논리에 관련된 정보 집착력이 강한 사람은 태음기운이 강하다고 하며, 사교에 관련된 정보 집착력이 강한 사람은 소양기운이 강하다고 한다. 신념에 관련된 정보 집착력이 강한 사람은 양명기운이 강하다고 표현되며, 통솔 리더십에 관련된 정보 집착력이 강한 사람은 태양기운이 강하다고 표현된다.

그러니 해당 지수가 높은 사람은 해당 정보에 집착력이 강하다는 뜻으로 해석하면 된다. 해당 지수가 높은 기운, 이것이 육기체질을 의미한다. 해당 기운이 강한 사람에게 맞는 건강식 자료는 1부에 있으니 이것에서 찾으면 틀림없다. 이 지수는 영원한 것이 아니라 시기에 따라서 바뀌니 가능하면 60일에 한 번 정도는 체크해 놓는 것이 좋다. 지수 순위 3위 이내 기운을 타깃으로 찾아서 좋은 먹거리를 선택하면 된다.

행복을 느끼는 관점
이해하기

+

사람은 자기가 좋아하는 일을 하면 행복을 느끼고 싫어하는 일을 하면 불행을 느낀다. 그리고 점차 자신이 행복하다고 느끼는 것을 좋아하게 된다.

그런데 이런 관점은 남자와 여자가 다르게 작용한다. 남자는 객운과 객기를 잘 부리고 여자는 주운과 주기를 잘 부리기 때문에 남자는 객운과 객기를 부리면서 행복을 느끼는 경향이 강하고, 여자는 주운과 주기를 부리면서 행복을 느끼는 경향이 강하다.

오운육기학에서 남성 체질 심리와 여성 체질 심리가 차별화되는 원리가 여기에 있다.

이것을 주목하는 이유는 사람 삶의 목적은 행복이기 때문이다. 이것을 빼앗으면 사람은 우울해 하고 스스로 비관적인 기분을 감추지 못한다.

그러나 행복의 관점을 포착하게 된다면 그 사람은 삶의 희망을 품고 긍정적인 관점으로 세상을 볼 수 있는 여지가 있기 때문이다.

당신의 심리적 상황이 행복을 느끼고 보람 있다고 느끼는 포인트를 찾는다는 것은 심리 치료를 통한 힐링 프로그램을 선택할 때 많은 도움을 주며, 심리 상담 시에도 중요한 사항으로 작용할 수 있다.

연령에 따라 강화되는
충동적 심리 이해하기

+

사람은 나이가 들면 철이 든다고 한다. 즉 그때를 안다는 것이다. 그런데 어떻게 때를 알 수 있을까?

그것은 사람마다 다르다. 그 사람의 연령에 따라서 운과 기를 발생시키는 원리가 있다. 이렇게 연령에 따라서 에너지가 형성되어 심리적 변화를 일으키는 현상이 있으니 이것을 연령객운과 연령객기가 존재하는 것이다.

원래 타고난 심리적 특성은 그렇지 않은데 15세를 넘으니 변화하고 30세가 되니 또 변화하는 것이 있다. 이렇게 나이에 따라서 변화하는 심리적 특성이 있으니 이것은 가히 충동적인 상황에서 불쑥불쑥 돌출되는 경향이 있다. 그리고 이것이 개개인의 정신세계를 구축하는데 다양성을 확보하는 또 다른 에너지로 작용하게 된다.

요즘도 가끔 본다. 아이가 사춘기가 지나면서 성격이 바뀌는데 왜

그런지요? 왜 중학교 시절까지는 공부도 잘하던 아이가 중3에서 고1
이 되는 시점에서 확 바뀌면서 애물단지가 되는지요?

저 양반은 나이 72세가 넘으면서 이상하게 여성적으로 바뀌면서 집
안에만 있으려고 하는데 왜 그런지요? 이런 식의 질문을 하는 분들을
보면 대부분 연령에 따른 객기에 의해서 갑자기 성격적인 변화가 유발
되는 현상에 적응하지 못하면서 혹시 질병은 아닐까 걱정이 되어 상담
을 받는 분들이 많다.

특히 10세에서 20세에 이르는 동안에 적성이나 성격적인 특성이 갑
자기 바뀌는 경향이 있어서 진로지도에 어려움을 겪는 분들이 있다. 원
래 이과로 가려고 했는데 어느 날 보니 문과로 가야 할 특성이 발휘되
는 변화가 돌출되는 경우 혼란을 겪는다. 예체능에 자질을 보여서 그
렇게 진로를 설정하고 공부를 시켰는데 어느 날 마음이 바뀌면서 문과
쪽으로 턴을 하는 학생의 부모도 어찌된 일인지 혼란스러워하는 경우
도 보았다.

어떤 경우는 자질이 있다고 교육시켰는데 30살이 넘으면서 자신의
본래 자질이 다른 곳에 있음을 뒤늦게 알고 어렵게 고생을 하며 바로
잡는 분들도 본다. 왜 일찍 알지 못했을까? 이런 한탄을 하면서 자신
의 타고난 행복을 찾아서 늦깎이 인생을 준비하는 분들도 본다. 이런
분들은 바로 연령이 만들어대는 객기를 이기지 못했기 때문이다.

체질 심리에 의해 잘 걸리는
질환 이해하기

+

체질적으로 잘 발생하는 질병 지수가 존재한다. 이것을 계산해서 출력한 그래프도 존재한다.

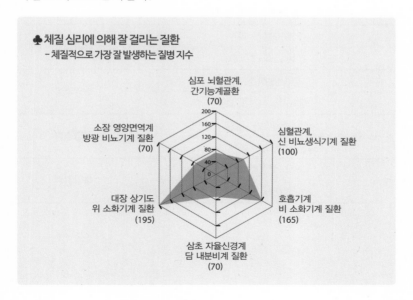

♣ 체질 심리에 의해 잘 걸리는 질환
　－체질적으로 가장 잘 발생하는 질병 지수

높은 사람은 어디에 병이 올까? 그것은 태양과 소음경에 병이 온다. 태양이 소장 영양면역계와 방광 비뇨기계로 구성되어 있다. 그러나 태양경에 병이 온다는 뜻은 소장 영양면역계와 방광 비뇨기계에 질병이 온다는 뜻이다. 소음경에 병이 오는 것은 심혈관계와 신 생식기계의 질병이 온다는 뜻이다.

그래프를 보면 그 숫자가 높은 경우 질병에 노출빈도가 높다는 뜻이며 숫자가 작은 경우는 질병에 노출되는 빈도가 낮다는 뜻이다.

12경 질환	육경병
심포 뇌혈관계 질환	궐음경병
간 기능계 질환	
심혈관계 질환	소음경병
신 생식기계 질환	
폐 호흡기 질환	태음경병
비 소화기 질환	
담 내분비계 질환	소양경병
삼초자율신경계 질환	
대장상기도 질환	양명경병
위 소화기 질환	
소장 영양면역 질환	태양경병
방광 비뇨기계 질환	

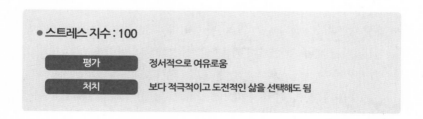

스트레스 지수 이해하기

\+

타고난 체질 심리에 따라서 스트레스에 영향을 많이 받기도 하고 덜 받기도 한다. 스트레스 지수가 낮다는 것은 덜 받는다는 증거가 될 수 있으며 스트레스 지수가 높다는 것은 많이 받는다는 증거이다.

- **스트레스 지수 : 100**

평가	정서적으로 여유로움
처치	보다 적극적이고 도전적인 삶을 선택해도 됨

스트레스 지수가 높다는 것은 스트레스를 이기는 힘이 약하기도 하지만 극복하는데 많은 고통을 수반하므로 업무량을 줄이든가 세상을 수동적으로 처신하여 스트레스를 줄여야 할 필요가 있다는 뜻이며 스트레스 지수가 낮으면 좀 더 능동적으로 적극적인 삶의 태도를 통하는 처신이 필요하다.

따라서 스트레스 지수를 이해하는 것은 삶의 완급을 조절하는데 중대한 척도가 될 수 있다.

	평가	처치
스트레스 지수<= 출생 객기 지수	정서적으로 여유로움	보다 적극적이고 도전적인 삶을 선택해도 됨
출생 객기 지수 <스트레스 지수 <제1질병 지수	정서적으로 스트레스에 지배를 받으나 심각한 질병이 발생할 정도는 아님	스트레스로 인하여 정서적인 안정을 위해서 몸에 맞는 음식 정보를 적극적으로 활용하세요. 이해가 되지 않는 점이 있으면 전문 한의사의 상담을 받아서 몸에 맞는 음식 정보에 대한 설명을 들으세요.
제1질병 지수= <스트레스 지수	정서적으로 스트레스에 지배를 받으며 병이 날 지경임	스트레스를 관리하기 위한 적극적인 대책을 모색해야 함. 전문 한의사의 상담을 받고 관리를 받을 것을 권고함

※ 출생 객기 지수 : 육기체질 여덟자 중 앞의 두 자가 출생 객기를 의미한다. 심리적 특성 패턴 그래프에서 해당기의 지수가 기록되어 있음

※ 제1질병 지수 : 체질 심리에 의해 잘 걸리는 질환 그래프에서 가장 지수가 높은 지수를 제1질병 지수라 한다.

체질에 따른 음식 이해하기

+

체질에 따른 음식을 이해하기 위해서는 다음과 같은 구성을 보아야 한다. 개발자는 다음과 같은 정보를 올려놓았다. 반드시 선택해야 할 정보에는 (필수) 표기를, 참조해야 할 정보에는 (참조) 표기를 했다.

생년월일이 분석해준 체질적 특성에 잘 맞는 음식을 찾아내는 정보(필수)

이것을 알기 위해서는 체질적 질환을 개선할 수 있는 음식정보를 보면 된다.

본 프로그램에서는 매우 디테일한 체질별 질병 지수가 높은 경우 해당 질병이 발생할 것을 예측하여 거기에 해당하는 음식 재료를 출력해 놓았다. 그래서 해당 질병에 속하는 줄에 출력된 식재료만을 선택하게 되면 그것이 바로 체질에 맞는 음식 재료를 선택한 것이다.

그런데 그것이 번거롭고 이해가 되지 않을 경우 쉽게 자신에게 맞는 음식을 선택하고 싶으면 육기체질의 가장 앞에 있는 기운을 근거로 쉽게 찾아가는 방법이 있다.

가령 소음궐음태음소양일 경우 소음기운이 강하다고 보고 거기에 맞는 음식을 본 책의 앞에 있는 표에서 찾으면 된다. 그중에서 선택적으로 찾으려면 몸에 약해지기 쉬운 장기에 해당하는 음식을 주목하면 된다.

◆ 체질에 따른 음식 정보

● 체질적 질환을 개선할 수 있는 음식 정보

대장 상기도
감기예방 파뿌리, 도라지
인후두염치료 도라지, 잔대, 맥문동, 더덕, 굴, 재첩, 어성초뿌리, 소리쟁이뿌리(양제근), 김
장순환촉진 무, 순무, 냉이, 더덕, 연어, 뱀장어, 해파리, 홍합, 문어, 소리쟁이뿌리(양제근), 김, 망고, 자두

방광 비뇨기계
나트륨대사 간장, 소금, 다시마, 미역
염증치료 토복령, 저령, 천년초뿌리, 한천(우뭇가사리)
영양보충 임연수어 새치, 도루묵, 톳, 파래, 김, 미역
정신안정 수분대사촉진 복령, 무, 명태, 미더덕
칼슘보충 멸치, 명태, 노가리, 크릴새우

심포 뇌혈관계
고지혈증에 도움이 되는 월견초, 여주
정신을 맑게하고 마음을 차분하게 하는 녹차, 연잎차, 솔잎, 대나무수액, 고로쇠수액
중추신경계에 도움이 되는 솔잎, 석이버섯, 녹차, 대나무수액, 가지, 방풍나물, 아보카도
혈압강하에 도움이 되는 다래순(덩굴), 여주
호르몬 조절에 도움이 되는 다시마, 연잎차, 도토리, 무화과, 죽순, 돼지고기, 다래순(덩굴)

현재 지병으로 앓고 있거나 허약하다고 생각하는 장부를 보완하는 음식 정보(필수)

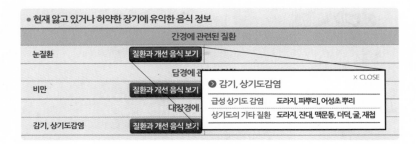

과거력이나 현 병력 상 좀 더 디테일하게 접근할 수 있는 음식 정보에 해당한다. 이것을 알기 위해서는 현재 앓고 있거나 허약한 장기에 유익한 음식 정보를 보면 된다. 이미 입력된 정보에 따라서 해당 질환과 개선 음식을 찾아볼 수 있는 프로그램에 따라서 클릭을 하면 출력된 데이터를 찾아볼 수 있다.

오늘 날씨에 맞는 추천 음식 정보(참조)

날씨에서 느끼는 기분에 따라서 입을 즐겁게 하고 몸을 편안하게 할 수 있는 음식과 조리법 정보가 있다. 이것을 알고 싶으면 해당 정보를 보면 좋다. 그러나 이것은 매일 바뀔 수 있기 때문에 건강을 위해서 전략적으로 선택할 것이 아니라 그냥 그날의 즐거움을 위해서 선택하는 여흥거리라 생각하는 것이 좋다.

● 오늘의 추천 건강 요리

| 오늘의 추천 식재료 | 결명자차, 미꾸라지, 뱀장어 |
| 오늘의 추천 조리법 | 쌈, 비빔, 지짐, 구이 |

10일 간의 한의사 추천 건강식품(참조)

기존의 건강식품이나 건강기능식품 시장에서 선택할 수 있는 상품군들이 존재한다. 이런 경우 작게는 1회 복용량에서부터 1~2개월 분량의 건강식품을 선택할 수 있게 된다. 이런 상품을 선택할 경우 본 프로그램에서 믿고 선택할 수 있는 제품을 추천해 본 것이다.

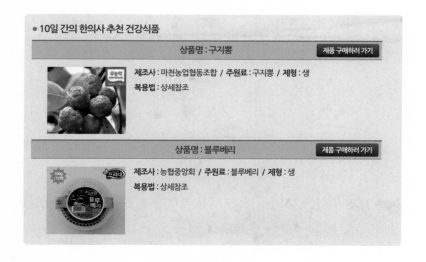

● 10일 간의 한의사 추천 건강식품

상품명 : 구지뽕   제품 구매하러 가기

제조사 : 마천농업협동조합 / 주원료 : 구지뽕 / 제형 : 생
복용법 : 상세참조

상품명 : 블루베리   제품 구매하러 가기

제조사 : 농협중앙회 / 주원료 : 블루베리 / 제형 : 생
복용법 : 상세참조

세상에는 많은 건강식품이 존재하나 그것이 만병통치는 아니다. 각자 선택한 원료의 기능성에 따라서 잘 듣고 효과적인 영역이 존재하고 있다. 그것을 개인별 체질에 따라서 선택할 수 있도록 프로그램화한 것이다. 이것을 보고 자신의 몸에 맞는 음식 식재료를 유추하든가 유사한 식품을 선택하는 것도 이 프로그램을 통하여 얻어낼 수 있는 정보에 해당한다.

한의사가 추천하는 차, 죽 상품 그리고 비방(참조)

전문 한의사가 선택하는 차와 죽 상품 또는 한의사만이 쓰는 비방을 보면서 개인별 체질에 맞는 음식재료를 찾아내는 정보로 참고할 수 있는 내용이 들어 있다. 좀 더 효과적이고 좀 더 전문적인 치료 프로그램에서 한의사가 어떤 처방을 선택할 것인지를 미리 알 수 있다면 기존의 식재료 중에서 더 효과적인 정보를 취할 수 있게 될 것이다.

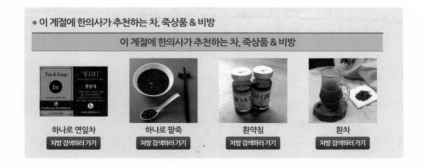

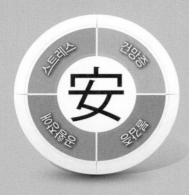

TEA therapy 침향차, 안심차
SOUP therapy 팥죽

조루, 불감증, 성기능감퇴
침향차, 각성MHT

기억력감퇴, 알츠하이머
OMHT침, 매선
안정MHT

불안신경증, 노이로제
불면증, 공황장애, ADHD
MC정, 향부환, 안정MHT

스트레스, 답답함, 가래끓림
반하사심탕, 강심환, 안정MHT

마음을 편안하게 하는 지혜
comfortable mind!

제3부

마음의 양식과
정신세계 그리고 체질

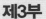

마음의 양식은 사람이 물질적으로 먹는 음식과

정신적으로 먹는 정보를 모두 포괄합니다.

이 마음의 양식이 정신세계를 형성하고 그 결과로

개인별 차이점과 공통점을 구분할 수 있는

체질이 되는 것입니다. 그러니 체질을 알려면

정신세계를 알아야 합니다.

이 장에 그 핵심이 있습니다.

좋은 먹거리의 의미?

+

　미국 역사상 가장 존경받는 대통령으로 링컨을 꼽습니다. 그런데 링컨이 가장 존경하는 분은 어머니였다고 합니다. 링컨이 대통령이 될 수 있는 에너지는 어머니 덕분이라 생각한 것이지요.

　19세기 초 삼림이 우거진 시골마을 가난한 집안의 큰아들로 태어난 링컨은 자녀교육에 전혀 관심이 없는 아버지와 가난한 살림에도 교육열이 높은 어머니 밑에서 자랐습니다. 그러다보니 어머니의 영향이 컸습니다. 어머니는 초등학교가 먼 곳에 있었지만, 부지런히 학교에 보냈습니다. 하지만 1학년을 마치기도 전에 풍토병에 걸린 어머니가 돌아가시고 말았습니다. 링컨이 9세 되는 해였습니다.

　어머니는 유언으로 성경책을 남겨두며 백만 에이커의 땅을 남겨주는 것보다 더 가치 있는 유산이라는 마지막 교육을 했다고 합니다.

　이후 이복형제 3명을 둔 새어머니를 맞았는데, 다행히 일만 시키려는 아버지에게서 틈틈이 공부할 수 있는 여유를 만들어 줬다고 합니다. 특히 새어머니는 교육을 시킬 여유가 없자 주변에서 책을 빌려다 읽게 할 정도로 헌신적이었다고 합니다.

여기서 링컨에게는 두 어머니의 정신적인 사랑이 성장과정에 큰 힘이 되었던 것입니다. 그리고 일을 시키려는 아버지의 욕심과 달리 아이들을 교육하겠다는 자기주장을 끝까지 펼치는 새어머니의 모습이 링컨을 성장시켰습니다.

좋은 먹거리는 체질에 맞아서 건강에 도움이 될 수 있고 질병을 예방할 수 있는 기능성을 가지는 음식입니다. 그러나 자식을 양육하는 부모라면 체질을 고려하지 않은 이해로 자녀에게 좋은 먹거리를 제공할 수 없습니다.

사람은 좋은 먹거리에 함유된 영양을 섭취하듯이 좋은 책에서 마음의 양식을 섭취합니다. 그런데 좋은 책에만 마음의 양식이 존재하는 것이 아니랍니다.

자녀가 좋은 먹거리를 섭취하고 건강한 몸이 되기를 바라는 것과 같이 좋은 먹거리가 되는 마음의 양식도 섭취하여 정신적으로 행복해 지고 가족이 마음의 평화를 얻을 수 있다면 마음의 양식은 정말로 소중한 것이겠지요.

좋은 먹거리는 농산물과 같은 물질적 양식과 정신적으로 튼튼해지는 마음의 양식이 있는 것입니다. 이미 농산물과 같은 물질적 양식을 구했으니 마음의 양식이 무언지 알아야 좋은 먹거리의 의미를 모두 섭취할 수 있을 것입니다.

그런데 말입니다. 지금 살아서 호흡하는 순간 당신은 이미 좋은 먹거리, 마음의 양식을 섭취하고 있는 것이랍니다. 특별히 좋은 책을 읽거나 좋은 음식을 먹는 것만이 마음의 양식을 섭취하는 것이 아니라, 살아 숨 쉬는 것 자체로 정신세계는 진화할 수 있기 때문이지요.

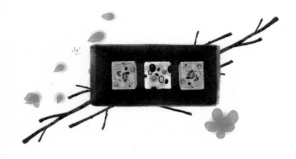

마음의 양식을 찾아서?

+

　마음의 양식은 책에만 있는 것이 아닙니다. 마음의 양식은 당신의 자녀와 가족을 행복하게 만들고 유능하게 만들며 좋은 인생을 성공적으로 살아가도록 안내하는 모든 수단에 존재하고 있습니다.

　우선 부모님들이 자식에게 가르치고 베푸는 사랑의 수단도 마음의 양식입니다. 하나로마트에서 좋은 먹거리를 구매해 건강식을 만들어 먹는 것도 마음의 양식이 되는 것입니다. 형제간의 우애를 돈독히 하는 것도 마음의 양식입니다. 친구와의 우정을 쌓는 것도 마음의 양식입니다. 가족 친지와의 돈독한 가족애를 느끼게 하는 것도 마음의 양식입니다. 선생님께 가르침을 받는 것도 마음의 양식이고 사회에 나가 세상 경험을 하는 것, 여행하면서 세상을 체험하는 것이 모든 것이 마음의 양식이지요. 이 책을 읽으면서 당신과 자녀의 체질을 알아보는 것도 마음의 양식이 됩니다.

　이렇게 다양한 마음의 양식이 있는데 우리의 부모님들은 자식에게

국, 영, 수 등 대학입시에 필요한 지식을 편식시키고, 좋은 직장에 들어가기 위한 지식만을 편식시키고 있답니다. 그래서 지금 당신과 당신의 자녀는 마음의 양식을 편식하여 정신이 건강하지 않고 마음이 우울해하고 화를 잘 내고 서로 대화가 통하지 않고 있지요.

지저분한 연못에서 피어난 연꽃에는 흙탕물도 마음의 양식이 되고요, 맑은 물을 마신 살모사의 독은 치명적이니 마음의 양식 될 수 없는 것이 아니랍니다. 살모사 독으로 약침을 조제해 시술하면 류머티즘, 건선, 아토피, 중증 척추질환 같은 난치병도 치료할 수 있으니 이 또한 마음의 양식이 될 수 있는 이치와 같답니다. 이렇게 마음의 양식이 되는 것은 세상에 넘치고 있답니다. 마음의 양식이 되는 좋은 먹거리를 이 책을 통하여 찾아보세요.

마음의 양식이 구축한
정신세계란?

\+

　먹는 음식이나 삶을 통한 학습의 과정에서 누적된 정보는 모두 마음의 양식을 통하여 정신세계에 구축됩니다. 그런데 이런 설정을 하면 뭔가 생소하다고 느끼는 분들이 많을 것입니다. 그래서 예를 들어 보고자 합니다.

　아래의 예는 이 글을 읽는 분들의 정신세계에 존재하는 패턴일 수 있으며 마음으로 증오하는 패턴일 수 있습니다. 그런데 이런 정신적 패턴이 그냥 만들어지지 않는다는 것입니다. 어린 시절이나 성장기 그리고 현실 세계에서 섭취한 마음의 양식으로 구축한 정신세계에서 발견되는 형태이기 때문에 공감하는 바가 있을 것입니다.

　마음의 양식이라는 소중한 개념으로 섭취하는 것과 아무 생각 없이 주어진 물질이나 정보이니 받아들이는 행위는 그 결과가 다릅니다. 아래의 유형들에서 마음의 양식을 받아들이는 마음이 어디에 있는지 구분해 보시기 바랍니다. 마음의 양식은 받아들이는 순간 정신세계에 영향을 미칩니다. 그 패턴을 구분할 수 있어야 합니다.

감탄 고토형

쓴 한약, 고약하고 거친 음식이 자녀에게 맛을 볼 수 있는 마음의 양식이 될 수 있습니다. 왜 그럴까요?

달면 삼키고 쓰면 뱉는 습성을 보이는 사람을 일컫습니다. 사람은 누구나 이런 습성이 있어요. 쓴 라일락 잎을 씹으면 달다고 삼키는 사람 없습니다. 단 꿀을 마시며 쓰다고 뱉는 사람 있을까요? 당뇨 환자는 그럴 가능성이 있지만 절대로 그렇게 하지 않지요.

그런데 이런 습성이 달고 쓴 맛에만 있는 것이 아니라 달콤한 정보와 쓴 정보에도 그렇게 반응한다는 것입니다. 듣기에 기분이 좋고 재미있다고 생각하면 관심을 가지고 들어보며 자신에게 기분 나쁘고 불쾌하게 마음을 긁으며 싫어하는 정보를 들으면 수용하지 않지요.

옛 속담에 좋은 약은 입에 쓰나 몸에는 이롭다는 이야기가 있지요. 실제로 듣기 싫은 소리는 나의 정신세계에 이롭게 작용할 가능성이 매우 높아요. 그러니 이런 정보는 마음의 양식으로 삼아서 들어야 합니다.

음식도 마찬가지이지요. 입에는 싫은 음식 특히 어린 아이들에게 김치를 잘 먹으라고 이야기하면 고기반찬만 달라고 합니다. 입에 좋은 반찬을 많이 먹으면 몸에 해롭다고 타이르며 김치나 채소를 곁들여서 균형 있는 식단을 제공하는 것이 올바른 엄마의 선택이겠지요.

어려서부터 쓰면 뱉고 달면 삼키는 방식으로 마음의 양식을 섭취하는 습관이 배어 버린 사람은 매사에 마음의 양식을 편식하게 됩니다. 그리고 달면 삼키고 쓰면 뱉는 정신세계를 형성합니다.

이런 정신세계를 구축한 사람은 쓰더라도 몸에 이로우면 삼킬 수 있는 정신세계를 구축한 사람에 비하여 삶의 경쟁력이 떨어집니다. 그러니 아무리 국, 영, 수 성적이 좋아도 감탄 고토형 정신세계가 구축된 사람은 사회에서 적응력이 떨어지고 경쟁력 있는 능력을 발휘하기 어려울 것입니다.

자기주장형

자녀의 말을 처음부터 끝까지 들어보고 생각하는 부모의 태도를 보여 주세요. 그래야 자녀가 남의 말을 들을 줄 알게 됩니다.

사람들은 이 세상에서 가장 재미있는 구경이 무엇이냐고 묻는다면 불구경이라고 합니다. 급박하게 타오르고 연기가 자욱하게 나는 모습과 그렇게 급박한 상황에서 불을 끄기 위해서 이리 뛰고 저리 뛰면서 불길을 잡으려는 소방관님들의 활약을 구경하는 것이 재미있다고 느낄 수 있습니다.

이렇게 스릴과 서스팩트를 즐길 수 있는 영역은 요즘 많아지고 있습니다. 연극이나 드라마 속 주인공의 불타는 사랑 장면을 보면서 즐거워합니다. 자신은 실천하지 않으면서 다른 사람이 일으키는 수많은 사건·사고·갈등을 일으키는 것 자체를 즐기기만 하는 인간형입니다.

이런 사람은 자신이 주인공이라도 되는 양 감정이입을 하면서 이렇게 하면 더 좋았고 저렇게 하면 더 좋을 텐데 왜 바보같이 그렇게 하지 못하는 것이냐고 안타까워하기도 하고 비난하기도 합니다. 즉 불난 상황을 마음의 양식으로 삼아서 자신이 마치 그 불난 상황에서 어떤 역할을 하는 것 같은 설정하는 정신세계를 구축하는 인간형이라는 뜻입니다.

그런데 옆에서 지켜보는 사람의 관점과 자신이 실제 그 사건의 주역이 되는 입장에서의 관점은 분명히 다를 수밖에 없어요. 예를 든다면 운전을 하는데 조수석에 탄 사람과 운전석에 탄 사람의 시야는 다릅니다. 조수석에서 위험하다고 느끼는 것을 운전석에서는 위험하지 않다고 느낄 수 있습니다. 그리고 그 관점은 운전석에 앉아 있는 사람의 관점이 사실과 같지요.

문제는 자신이 조수석에 앉아 있는데 운전석에 앉아 있다고 착각하는 정신세계를 구축한 사람에게 있습니다. 그런데 이런 어리석음이 부모와 자식 간에 많이 발생합니다. 부모는 자식의 관점에서 보지 않고 부모의 관점에서 자녀가 현실적으로 처한 모든 상황을 관찰하고 판단

합니다. 그리고 거기에 맞는 마음의 양식을 준비하지요. 좋은 음식과 좋은 정보 이런 것을 자녀에게 주입합니다. 왜 이렇게 유익한 마음의 양식을 섭취하지 않느냐고 하면서 말이죠. 그리고 자식이 잘 받아먹으면 그 상황을 즐깁니다. 그런데 자녀는 죽을 맛입니다. 왜냐하면 자녀의 관점으로 보면 그것이 전혀 중요하지 않고 정말로 마음이 가는 중요한 가치를 가진 것이 있는데 그것과 부모님이 제공하는 마음의 양식은 같지 않기 때문입니다. 자기주장이 아주 강한 사람은 자신과 관련된 일이나 자녀와 관련된 일 그리고 부하직원의 업무와 관련된 모든 일이 자신의 주장과 같아야 한다고 믿는 분들이 있어요. 이런 분들은 자기주장으로 마음의 양식을 섭취하고 정신세계에 자기주장이 옳다는 자아도취에서 살아갑니다.

이 사람은 주변의 합리적인 관점을 수용하면서 상대의 관점을 존중하는 사람에 비하여 삶의 경쟁력이 있을까요? 정치적 지도자나 재계의 보스들은 이런 성격이 많아요. 그리고 놀라운 성공을 하기도 합니다. 그러나 독불장군이기 때문에 오래가지 못하지요. 높은 위치에 오르기는 쉬울 수 있으나 쉽게 지키지 못하는 단점도 있어요.

남의 불행은 나의 행복

힘들고 아프면 자녀에게 표현해야 합니다. 그래야 남의 불행을 나의 행복으로 삼지 않아요. 왜 그럴까요?

오락 프로그램을 보면 상대방이 괴로워하는 모습을 보면서 즐거워합니다. 상대와 내기를 하고 진 사람에게 벌칙을 주면서 그 고통스러워하는 모습을 보면서 즐거워합니다. 요즘은 이런 프로그램을 통하여 대중의 관심을 끌어들이고 시청률도 올리고 있어요.

그런데 문제가 있어요. 이것이 시청자들을 세뇌시켜서 남의 불행을 나의 행복으로 연상하게 하는 정신세계를 양산하는 대중의 심리를 만들어낸다는 점입니다. 세월호 참사를 보면서 그 모습을 즐긴 국민은 없을 것입니다. 남의 불행은 나의 불행인 것입니다. 이것이 상식이지요.

어느 날 아버지께서 넘어지면서 발목을 다쳤습니다. 그래서 직장에 나가지 못하고 집에서 쉬고 있다면 그 가족은 기뻐할까요? 절대로 기뻐하지 못합니다. 아버지의 고통도 문제이지만 일을 하지 못하시기 때문에 가난한 집의 경우 경제적인 어려움이 자식들에게 미칠 수 있습니다. 그러니 한사람이 불행하면 다른 사람도 불행해지는 것입니다.

그러나 적의 불행은 아군의 행복이라고 주장할 수 있겠지요. 하지만 아닙니다. 적대 국가인 북한이 경제난으로 고통을 받고 있습니다. 이것을 보면서 남한 사람들이 그런 모습을 보면서 즐거워하는 분들이 있나요. 대부분 그래도 동포인데 잘 살기를 바라지요. 실제로 북한이 어려워지면 전쟁 위험도 더 커지는 것입니다. 그러니 남한에도 불행이 닥칠 수 있습니다.

남의 불행을 마음의 양식으로 삼아 나의 정신세계에서 소화해 행복이라는 결과물을 도출하는 분들이 많습니다. 이런 사람은 과연 이 세상을 살아가면서 좋은 경쟁력을 발휘할 수 있을까요?

우리 학생들의 교육세계는 그렇습니다. 친구의 불행은 나의 행복이 되는 구조입니다. 성적이 떨어지고 학습에 집중할 수 없는 친구가 있다는 사실이 나에게는 행복이 될 수 있는 구조입니다. 상대적으로 좋은 성적으로 대학을 진학할 수 있는 유리한 인간관계를 형성하고 있기 때문이지요.

친구가 잘하면 나에게는 불행이 되고 친구가 잘못하면 나에게 행복이 되는 이상한 구조를 만들어가고 있으며 이것이 마치 사실인 것 같이 마음의 양식으로 삼았던 것입니다.

그런데 인생 90년이라는 장기적인 관점으로 보면 절대로 친구의 불행은 나의 행복이 될 수 없습니다. 친구의 불행은 결국 나의 불행으로 돌아오게 되어 있습니다. 혼자 잘되어 사회적으로 높은 지위를 차지한들 그 힘은 미약합니다. 세상은 홀로 살아가는 것이 아니라 서로 돕고 끌어주어야 서로 잘되는 구조이기 때문입니다.

남의 불행을 마음의 양식으로 삼아 나의 행복을 일궈내는 정신세계를 가진 사람은 절대로 큰 성공을 이루지 못하거나 큰 성공을 이뤘다고 해도 지켜내지 못하고 추락하게 됩니다. 그러니 아무리 좋은 성적으로 좋은 학벌과 스펙을 갖췄더라도 좋은 경쟁력을 가진 사람이 아닙니다.

내가 하면 로맨스 남이 하면 성폭행

부모는 자녀를 안아주고 뽀뽀해주는 스킨십을 통하여 정신을 튼튼하게 할 수 있습니다. 왜 그럴까요?

과거에 이런 이야기가 회자되었습니다. 내가 하면 로맨스요 남이 하면 불륜이다. 자신에게는 관대하고 남에게는 가혹하다는 생각입니다.

그런데 요즘은 내가 하면 로맨스이고 남이 하면 성폭행이라고 말하고 싶어요. 왜냐하면 아주 작은 문제도 크게 키워서 상대를 공격하는 수단으로 삼기 때문입니다.

예를 들어서 필자가 추나 요법을 전문으로 하고 있는데 실제 있었던 일입니다. 20대 젊은 여성이 허리가 아파서 치료를 받고자 내원했습니다. 그리고 진찰을 해보니 골반의 불균형이 있어서 추나 요법을 받아야 한다고 권고를 했지요. 그래서 추나 베드에 눕히고 골반과 허리를 촉진하며 척추의 불균형 상황을 촉진했는데 이것이 매우 불쾌했나 봅니다.

치료를 끝내고 나서 항의를 하더군요. 왜 허락도 받지 않고 허리를 만지고 진찰을 했느냐고 말입니다. 말인즉 아버지도 만지지 못하는 허리를 가족도 아닌 의사선생이 만졌다는 것입니다. 그러니 당신은 나에게 성폭행을 한 것이라는 논리입니다.

요즘 사람의 정신세계를 느껴볼 수 있는 일화이기에 소개해본 것입니다. 의사가 진찰하고 촉진과 치료가 필요하여 추나 치료를 권고했고 이것을 허락했기 때문에 추나 베드에 누운 것이니 그것이 환자의 허락인 것입니다. 꼭 문서로 묻고 그 허락을 얻었다는 증거를 남기기 위해서 사인을 해야 한다면 우리의 삶은 너무 복잡하고 어렵지요.

어쨌든 내가 하는 행위에 대한 가치와 남이 나에게 해오는 행위의 가치를 판단하는 데 있어서 마음의 양식으로 삼아 정신세계에서 어떤 해석을 내려서 구축해 놓느냐는 중요한 일입니다. 이런 행위에서 합리적이어야 하고 과학적이어야 하며 공정해야 합니다. 그런데 누가 했느냐에 따라서 그 가치 해석이 달라지는 특수한 상황이 존재합니다. 그런 특수한 상황을 마음의 양식으로 유연하게 구축해 놓는 것이 매우 중요하지요.

아버지나 할아버지가 자식 또는 손녀가 귀엽다고 20살 꽃처녀의 허리와 등을 만지고 토닥거렸다고 성희롱이라 한다면 이것은 딸이나 손녀의 정신세계에 문제가 발생한 것입니다.

이런 정신세계를 구축한 딸이나 손녀는 사회생활을 하면서 작은 돌부리에 넘어지기 쉽고 상처받기 쉽고 올바른 가치판단을 하지 않고 사소한 문제에 인생을 걸면서 손해를 많이 볼 수 있는 정신세계를 구축한 것입니다.

그러니 유연한 정신세계를 구축할 수 있는 마음의 양식을 누군가 제공해야 하고 바르게 정신세계를 구축할 수 있도록 가르쳐야 합니다.

악플러 형

　부모 스스로 앞에 있지 않은 사람에 대해서 험담하는 모습을 자녀에게 보여주지 말아야 합니다. 왜 그럴까요?

　요즘 인터넷에서 문제가 많이 되는 사람들이 있습니다. 그것은 악의적인 답을 올려놓아 특정인에게 마음의 상처를 주는 네티즌을 일컫는 말입니다.

　익명성이 보장되는 인터넷 공간에서 유명연예인에 관련된 루머를 올려놓고 그것으로 인하여 심하게 고통 받는 당사자를 희롱하는 것으로 기쁨을 느끼는 사람입니다.

　그런데 컴퓨터가 없는 과거에도 악플러는 있었어요. 그래서 없는 곳에서는 나라님도 욕먹는데 누군들 욕하지 못하느냐는 우스갯소리가 있지요. 그러니 누구에게나 악플러 기질이 있는 것입니다. 이것을 또 다른 말로 뒷담화라고 하지요. 당사자가 없는 틈을 타고 그 사람의 험담을 하면서 즐기는 사람들이 많습니다.

　그런데 실제 진실을 가지고 이야기하면 문제가 덜 되는 데 있지도 않은 일을 추정해서 크게 부풀려서 이야기하고 그것으로 상대방을 상처 받게 하는 데 있습니다.

　사실 마음의 양식은 어떤 경우이든 필요한 가치를 가지고 있다면 무엇이나 삼을 수 있습니다. 그런데 약간의 결함이 발견되면 이것이 마치 전 세계를 집어삼킬 수 있는 큰일이라도 되는 것처럼 거대하게 사건을 키웁니다. 그 과정에서 자신의 시야를 다수에게 과시하고 자기만족을 느낍니다. 그런 정신세계를 가진 것이지요.

작은 실마리를 마음의 양식으로 삼아서 현실에서 생각할 수 있는 범위를 확대하여 추정하면서 자신의 정신세계의 폭이 넓음을 과시하고 자신의 다재다능한 능력을 과시하면서 수많은 사람에게 공감대를 형성할 수 있다는 정신세계를 형성하고 나면 현실을 착각하고 살게 됩니다.

문제는 자신의 실명을 가지고 글을 쓸 자신이 없는 데 있어요. 그렇게 하면 자신의 유치한 정신세계가 들통 날 것이고 수많은 사람의 비호감으로 작용할 수 있다는 사실을 알기 때문입니다. 실명이 아닌 아이디가 비호감으로 공격받는 것은 괜찮고 자신의 실명이 공격받는 것은 안된다는 심리입니다.

이런 악플러는 당신 스스로가 될 수 있으며 자녀가 될 수 있습니다. 그런데 실명으로 자신 있게 주장할 수 있는 것을 비실명으로도 이야기해야 합니다. 그래야 경쟁력 있는 정신세계를 구축한 사람입니다.

악플러로 활동하는 사람은 사실을 사실로 해석하는 정신세계를 구축하지 못했기 때문에 어떤 일을 해도 경쟁력 있게 자기 일을 처리할 능력을 발휘하기 어렵습니다. 스스로의 경쟁력을 깎아 먹는 정신적 행위를 즐기는 인간형은 마음의 양식을 잘못 소화한 사람입니다.

왕따형

　서투른 자녀를 무시하고 업신여기지 마세요. 그 자녀가 학교에서 친구를 왕따 시킬 겁니다.

　요즘 학생들 사이에서 두려워하는 것은 왕따를 당하는 것입니다. 내가 왕따를 당하면 어떻게 할까? 자녀가 왕따를 당하면 어떻게 할까? 그런데 여기서 말하고자 하는 것은 왕따를 당하는 것이 아니라 왕따를 시키는 정신세계를 말하고자 합니다.

　대체로 왕따를 시키는 사람의 정신세계에는 비호감이거나 능력이 떨어지거나 괴롭혀도 문제가 안 될 정도로 허약해 보이는 만만한 사람을 괴롭히면서 즐거움을 취하고자 하는 심리가 있습니다.

　가령 수많은 온전한 사람 중에서 애꾸눈을 가진 사람이 있다면 이 사람을 왕따 시키고 싶은 심리가 작용합니다. 초등학교 시절 다리를 저는 소아마비 친구가 있었는데 이 친구가 이유 없이 왕따를 당했습니다.

　자신과 다른 생각을 하는 친구를 보면 역시 왕따를 시켰습니다. 만만하기는 하지만 자기 뜻대로 말은 안 듣고 직접 싸워서 제압하기 어려울 때 선택하는 방법이 왕따 전략이었지요.

　요즘에는 결손가정의 아이가 전학 오는 것을 학부모가 미리 알아서 오지 못하게 압력을 가하고 그것이 안 되니까 자녀를 시켜서 왕따를 조장하는 일까지 발생하고 있다고 합니다.

자신의 우월한 상황이 마음의 양식으로 작용한 것입니다. 그런데 이것을 정신세계에서 경쟁력 있게 해석해야 하는데 감정적으로 즐겁게 해석하여 구축했습니다.

　　좀 더 우월한 사람과 함께 할 때 자신의 능력이 최대한으로 발휘되고 안정적으로 성취할 수 있다고 믿는 것이지요. 똑같은 능력을 갖춘 사람과 함께 달리기를 해야 전체가 좋은 성적을 올릴 수 있는데 못 뛰는 사람이 껴서 모두의 달리는 속도가 떨어지면 손해이기 때문에 어떻게 하든지 괴롭혀서 못 달리는 사람을 도태시켜서 손해를 보지 않아야 한다는 관점이 작용한 것입니다. 그리고 이것이 정신세계에 고착된 것입니다.

　　그런데 사실은 잘 달리지 못하는 사람이 가진 단점을 이해하고 그것을 감내하면서 얻어지는 마음의 양식도 있거든요. 빨리 달리는 사람들만 모여 있으면 천천히 달리는 사람의 관점을 이해할 수 없습니다. 그런데 세상을 살아가는 데 있어서 천천히 달리고 못 달리는 사람의 관점도 잘 달리는 사람에게는 매우 좋은 마음의 양식이 될 수 있다는 사실입니다.

　　세상 살아가면서 왕따를 시키면서 획일적인 관점에 집중하는 정신세계를 구축한 사람은 다양한 관점을 이해하는 정신세계를 구축한 사람을 절대로 이길 수 없습니다. 이것을 안다면 획일적 관점을 가진 닫힌 마음을 가진 자녀로 키우는 선택을 할 부모는 없을 것입니다.

핸디캡이 많은 성격

자녀에게 할 수 없는 것에 대해서 강조하지 마세요. 그보다는 하면 어찌 되는지 체험해 보는 것이 더 효과적입니다.

진료하면서 종종 경험하는 핸디캡이 있습니다. 환약을 삼키기 어려워서 탕약이나 물약으로 주세요. 한약 물약은 맛이 쓰고 냄새가 나서 복용하기 어려우니 환약으로 주세요. 냄새가 나는 어떠한 물약이나 환약 모두 복용할 수 없으니 침으로만 치료해 주세요. 이렇게 확실하게 핸디캡을 이야기하고 치료받는 분이 있어요.

이런 사람들 치료 효과가 안 납니다. 할 수 있는 치료수단이 거의 없어서 그 효과가 제한적이지요. 그런데 이런 현상이 일상적으로 많이 일어납니다. 저는 생각을 표현하는데 서투르기 때문에 많은 사람 앞에서 발표하는 것을 못해요. 저는 고소공포증이 있어서 비행기를 못 타요.

이런 식으로 할 수 없는 범위가 많은 사람이 있습니다. 성격적으로 할 수 있다는 자신감이 없는 정신세계가 구축되어 쉽게 할 수 없다는 생각이 부서지지 않는 사람입니다.

그런데 이런 현상이 과거보다 더 심해졌어요. 훨씬 더 많은 숫자의 사람이 핸디캡을 호소하며 마음의 벽을 쌓아놓고 살아가고 있습니다. 그리고 자신이 가질 수 있는 경쟁력을 까먹고 있지요.

왜 이런 일이 일어날까요? 과거 어린 시절에 엄마가 아이에게 약을 먹일 때 강제로 먹였습니다. 손발을 잡고 입을 강제로 벌리고 숟가락에

약을 개어 퍼 넣었지요. 이런 경험이 있는 아이는 그것이 싫어서 자발적으로 먹었어요. 그리고 이것을 본 동생들이나 이웃 친구들도 강제로 먹이는 고통을 당하느니 자발적으로 먹고 달달한 엿을 상으로 얻어먹는 선택을 했습니다.

부잣집 아이들이나 3대 독자인 친구를 그렇지 않았어요. 어떻게 하든지 약을 먹지 않으려 했고 더 큰 상을 받지 않으면 절대로 먹지 않았지요. 하여간 그렇게 협상을 하면서 약을 먹는 사실에 대해서 마음의 양식으로 삼아서 아이의 정신세계에서 약은 먹을 수 있는 것이라는 인식을 심어 놨습니다.

그런데 핵가족 화되고 귀하게 낳은 아이에게 부모는 헌신적인 사랑을 베풀지요. 거기에는 폭력적으로 강제로 약을 먹이는 수고로움을 선택하지 않았습니다. 이런 아이의 경우 약을 먹는 사실에 대한 마음의 양식이 작용하지 않은 것이지요. 그러니 정신세계에서 약이 많거나 알약이 목구멍에 넘어가는 것 자체를 거부하거나 못 먹는다는 생각으로 고착화했습니다. 그리고 20대가 되고 30대가 되어도 그런 핸디캡은 여전히 유효하게 되었습니다.

즉 어려서 해보지 않고 경험하지 않은 일에 대해서 성장해서도 할 수 없다고 포기해버리는 정신세계를 구축하는 일선에 부모가 베푸는 사랑이 있었던 것입니다. 문제는 너무 헤픈 사랑으로 자녀가 경험하면서 하면 된다는 가능성을 열어주지 못하고 닫힌 마음으로 살아가도 된다는 정신세계를 열어줬다는 사실을 몰랐을 뿐이지요.

도덕적 콤플렉스가 많은 성격

할아버지 할머니 가족 친지들과 자녀를 많이 만나도록 하세요. 그래야 도덕적 콤플렉스에 빠지지 않습니다.

한국에는 양반과 상놈이라는 계급 차별이 있었지요. 서양에는 귀족과 평민이라는 계급이 존재하고 있습니다. 명문가의 사람들은 명문가의 사람이 아닌 평범한 사람보다는 고귀하고 높은 삶의 가치를 가지고 있다고 자부합니다.

이것은 동서양을 막론하고 어느 사회나 존재하고 있습니다. 그런데 실제는 그런 계급이 존재하지 않는데 스스로를 양반과 같은 도덕적으로 고귀한 사람이라고 자부하는 사람이 많습니다. 그리고 그것을 지키고 유지하려는 정신세계가 구축된 사람이 있습니다.

좋은 대학을 나오고, 좋은 학벌에 속하고, 종교인의 일원이 되고, 친목회의 회장이 되고, 좋은 정치적 조직의 일원으로 명함을 내밀 수 있는 상황이 되면 누구나 자연스럽게 그 가족의 일원은 도덕적 콤플렉스를 가지고 살아가는 경향이 있습니다.

원래 그렇지 않았는데 양반처럼 행동하고 배우지 않은 사람처럼 무례하지 말아야 하고 험한 말을 입에 담지 않아야 하며, 졸렬하게 마음 쓰지 않는 도덕군자와 같은 사람이 되어야 한다는 식으로 정신세계를 구축하려 노력하고 그런 단계로 발전하지요.

사회적 지위가 마음의 양식이 되는 것입니다. 그리고 도덕적인 콤플렉스를 가지고 세상을 봅니다. 전 검찰총장 출신이 골프장에서 성희롱했고 모 실장이 미국에서 성희롱했다는 기사가 뜨면 마치 자기 일처럼 개탄하고 우리 사회가 도덕적으로 썩었다는 말도 안 되는 한탄을 하지요.

그런데 이런 것을 훨씬 강하게 표현한다면 어떻게 될까요. 우리 사회에서는 이런 도덕적 콤플렉스로 정신세계를 구축한 사람이 많이 살고 있습니다. 우리 사회가 정상적으로 굴러가고 원칙이 통용되는 사회가 되려면 이런 도덕적 콤플렉스가 있는 사람이 많아야 할까요. 그건 그렇지 않습니다. 도덕적 관점이 뼛속까지 철저해야 하는데 실제 생활에서는 그렇지 않지요. 그냥 평범한 사람처럼 도덕적이지 않아요. 오직 남에게 과시할 때 표현될 뿐이지요.

왜 이렇게 되었을까요? 도덕적 관점을 마음의 양식으로 삼은 것까지는 좋았는데 이것을 사회적 지위라는 마음의 양식이 함께 작용하면서 정신세계에서 상황에 따라서 도덕적 잣대를 엄격하게 들이대는 폼으로 재구성한 것입니다. 그래야 편하고 모양이 보기 좋다고 느끼니까요.

그런데 이것이 강한 사람은 문제가 있어요. 작은 돌부리에 걸려서 치명적인 상처를 입는 것이 문제입니다. 사소한 도덕적 시비에 휘말려 자신의 인생에 콤플렉스가 심한 사람의 낙인을 찍어놓기 때문입니다. 오히려 대인관계에서 큰 손해를 볼 가능성이 높아요.

생각해보세요. 상사나 이성 친구, 동료에게 성희롱을 당했다고 법정 시비가 붙고 언론에 오르내리게 된 당사자의 경우 말입니다. 실상 정신적 상처가 크다는 점을 인정하는 데 문제는 같은 사람에게 당한 다수의 피해자는 툭툭 털고 무시하고 용서했고 인생에서 좀 더 의미 있는 삶에 매진하고 있다는 데 주목해보세요. 누구는 쉽게 정신적 상처를 치유하고 누구는 특별히 정신적 상처가 치유되지 않는다는 사실입니다. 스스로 도덕적으로 용납할 수 없는 콤플렉스 때문에 정신세계에서 타협과 용서가 되지 않는 사람으로 마음이 편안하지 않지요.

도덕적으로 순수하고 맑고 깨끗하다는 것은 인정하지만 상처받은 정신세계를 치유하는 힘이 떨어지는 사람이니 사회에서 살아가는데 경쟁력이 있는 사람은 아니라는 사실입니다. 물론 이것은 당사자가 해결해야 할 과제이긴 하지만 그 과제가 쉽게 극복될 성질의 과제는 아니라는 것이 고민입니다.

고립형

과묵하고 말이 없는 자녀일수록 친구와 대화하고 놀 수 있는 시간을 기회로 만들어주세요. 외롭게 살아갈 수 있으니까요.

요즘은 핵가족화 사회 정도가 아니라 독신자로 살아가는 사회로 전환되는 것 아닌가 걱정되는 측면이 있습니다. 나이 서른을 넘긴 처녀총각이 어느 순간 그냥 혼자 살겠다는 생각으로 독신을 고집하는 인구가 늘어나고 있다는 사실입니다.

그런데 이런 사람이 어려서부터 누구랑 함께 더불어 살았던 적이 많았을까요? 외아들이나 외동딸인 경우 외롭게 자랍니다. 가족과 친지의 교류를 즐기지 않는 고독한 부모의 슬하에서 자랄 경우 더욱 외톨이가 됩니다. 거기에 학교 친구와 우정을 쌓아가며 활발하게 활동하는 성격이 아니라면 더욱 그렇게 될 가능성이 높지요.

마음의 양식에 형제와 자매, 삼촌과 외삼촌, 고모와 이모, 할아버지와 할머니 그리고 일가친척들을 모두 포함한 사람은 아빠와 엄마 그리고 동생과 형만을 포함한 사람과 같을까요. 정신세계가 다릅니다. 가족으로 아빠와 엄마 그리고 자신만 있는 사람은 많은 사람을 자신의 정신세계에 넣고 살아갈 만큼 그릇이 크지 않아요. 그냥 아빠와 엄마 그리고 자기 외에는 가족이 아니니까 그다지 소중하게 생각하지 않아요.

무엇을 해도 누군가를 위해서 헌신을 할 마음을 내지 않아요. 왜냐하면 해줄 사람이 엄마와 아빠 그리고 자기밖에 없기 때문입니다. 가족이 많은 사람은 생일과 명절 때 많은 사람을 마음의 양식으로 삼았기 때문에 역시 많은 것을 준비해서 마음의 양식으로 제공하게 됩니다. 그러니 그 사는 그릇이 다르지요.

이것이 삶을 살아가는 데 중요하게 작용합니다. 가족이 많고 많은 친구와 부대끼면서 살아가는 사람은 많은 사람을 마음의 양식으로 삼을 줄 알기 때문에 정신세계가 비교적 많은 사람을 만족시킬 정도의 힘을 가지고 있습니다. 이런 사람은 남편이나 아내를 충분히 만족시킬 수 있기 때문에 결혼도 잘하고 자식도 잘 낳아 기릅니다.

그런데 달랑 혼자 외롭게 자란 사람은 엄마·아빠도 실상을 보듬어 안지 못합니다. 오직 자신만이 소중하게 생각하고 배려할 줄 모르지요. 엄마와 아빠도 홀로 자란 자식에 무언가 바라고 키우지 않았으니 그런 마음의 양식 외에는 제공하지 못했을 것입니다.

그러니 무엇을 해도 혼자 하고 누구를 위해서 하지 않고 자기를 위해서 적극적으로 조금 합니다. 몸매를 아름답게 가꾸고, 피부 마사지, 성형, 패션 등등에 대해서 자아도취를 위한 행복에 집착하는 경향이 있습니다. 그렇게 자기 자신을 위한 문화에는 마음의 양식을 편식하는 대신 다른 사람을 위해서 제공하는 마음의 양식은 적게 섭취하고 정신세계를 형성하나 자기 자신을 감당하는 것 외에는 취약한 힘을 가지게 됩니다. 그러니 더욱 고립된 삶을 즐기게 됩니다. 그리고 사회적으로도 고립되게 됩니다.

자살형

목숨을 걸고 집중하는 열정을 가지는 것은 중요합니다. 그러나 모든 것에 그렇게 하면 병입니다.

세상에는 다양한 사람이 살고 있습니다. 그 사람 중에서 자기를 죽이는 정신세계를 가진 사람도 살고 있어요. 이런 사람이 스스로를 죽이듯이 스스로 자살을 할 수 있는 사람이기도 합니다.

역사적으로 보면 이차돈의 순교나 안중근 의사, 이봉창 의사, 이준 열사, 그리고 이순신 장군 같은 분들 모두 이런 부류의 정신세계를 구축한 사람입니다. 목숨을 걸고 이루고자 하는 것을 이루는 정신세계를 구축한 사람입니다.

그러나 이것이 부모님이 원하는 바람직한 인간상일까요? 아마도 그런 자식이 되기를 바라면서 교육하는 부모는 별로 없을 것입니다. 국가를 위해서는 목숨을 초개처럼 버려야 한다고 생각하며 자식을 기르는 애국자는 거의 없지요.

그러나 존재합니다. 자기를 바라보고 자기의 욕망을 죽이고, 자기의 감정을 죽이고, 자기의 사랑하는 사람을 죽이고 목적하는 영광과 깨달음을 성취하기 위해서 이 세상 모든 것을 마음의 양식으로 삼는 사람도 있습니다. 세상의 모든 죄악과 고통을 모두 사죄 받게 하고 그 대가로 자신의 목숨을 흔쾌히 버린 분들도 있지요. 하여간 이런 사람은 별로 문제가 되지 않아요.

문제는 다른 데 있습니다. 자기 자신을 죽이는 것이 아닙니다. 자신이 만든 마음의 양식이 아니라 남이 제공한 마음의 양식을 섭취하며 모두 죽이는 사람입니다. 그리고 그 과정에서 형성한 정신세계가 자신을 죽이는 것입니다. 마음의 양식을 가지고 자기 자신을 죽이는 것은 무죄인데 남을 죽이는 것은 유죄이지요. 요즘 발생하는 묻지 마 살인을 일으키는 사람들의 정신 병리는 여기서 비롯되는 현상입니다.

오운육기학이 어떻게
체질의학이 될 수 있는가?

+

마음의 양식이 되는 것에는 오운육기학이 어떻게 해서 체질의학이 될 수 있는지 이해하는 것도 포함됩니다. 그런데 이것이 매우 어렵지요.

어떻게 천문 지리를 관측하고 기상을 예측하는 오운육기학이 체질의학이 될 수 있는가? 이것에 대한 의혹은 쉽게 풀어지지 않는 문제입니다. 필자 역시 한의사가 된 후에도 20년간 오운육기학으로 체질을 구분할 수 있다고 말하는 다른 한의사분들을 비웃었던 사람이었습니다.

그러다 어느 날 문득 체질의학일 수 있을 것이라는 깨달음이 있었습니다. 그리고 지금은 사상의학보다 훨씬 발달된 체질의학적 기반을 제공했다는 점을 확고하게 주장할 수 있게 되었고 마음의 양식을 손쉽게 찾아낼 수 있습니다.

사람은 우주를 닮는다 - 사람이 소우주인 이유

맹모삼천지교孟母三遷之敎라는 고사가 있지요. 맹자의 어머니가 아들 맹자를 교육시키기 위해서 세 번 이사를 했다는 고사입니다. 잘 아시겠지만 다시 되짚어 봅시다.

맹자는 어린 시절에 집 주변에 공동묘지가 있었나 봅니다. 그래서 사람이 죽으면 장사를 지내는 모습을 수도 없이 보면서 자랐는데 이것을 보면서 맹자는 동네 아이들과 장사지내는 모습을 흉내 내면서 놀곤 했습니다. 당시 어머니가 이 모습을 보고 아이 교육상 한계가 있다고 생각하여 이사를 했습니다.

그런데 이사를 한 곳이 사람이 많은 살고 있는 시장 근처였었나 봅니다. 맹자는 시장에서 장사를 하는 사람들을 보면서 자랐는데 거기도 역시 동네 아이들과 함께 시장에서 물건을 팔고 사는 모습을 흉내 내면서 놀이를 하더랍니다. 이를 본 맹자의 어머니는 이 모습도 결코 아이의 장래에 도움이 되지 않는다고 생각하여 다시 이사를 했습니다.

이번에 이사를 한 곳은 서당 근처였다고 합니다. 공부하는 사람들이 들고나는 모습과 서당에서 선생님의 지도에 따라 책을 읽는 모습을 본 맹자는 동네 아이들과 선비들이 공부하는 흉내를 내면서 놀았다고 합니다. 맹자의 어머니는 이 모습을 보고 이제 아이를 제대로 교육시킬 수 있다고 생각하여 안착했다고 합니다. 그리고 훗날 맹자는 공자에 버금가는 대표적인 유학자로 지금까지 이름을 날리게 되었지요.

이 고사는 사람은 주변 환경을 닮는다는 사실을 가르치고 있습니다. 산골에서 태어난 사람은 산을 닮고, 강가에서 태어나 자란 사람은 강을 닮습니다. 바닷가에서 태어난 사람은 바다를 닮고, 대평원에서 태어나 자란 사람은 대평원을 닮습니다. 사람은 대자연을 닮으며 우주를 닮는 것입니다. 마음의 양식은 산에도, 강에도, 대평원에도, 바다에도 있고 지금 존재하는 우주와 대자연에도 존재하고 있기 때문이랍니다.

문제는 닮는 것은 알겠는데 어떻게 닮는지를 현대 심리학은 밝히지 못하고 있습니다. 동양의 지혜는 이렇게 말하고 있지요. 산을 닮으면 어질다고 했으며 물을 닮으면 지혜롭다고 했고, 불을 닮으면 예의바르다고 하며, 땅을 닮으면 믿음이 조화롭고, 쇠를 닮으면 의롭다고 했습니다. 이것은 무슨 뜻인가요?

산木은 어진 마음을 일으키는 마음의 양식이고,
물水은 지혜를 일으키는 마음의 양식이며,
불火은 예의를 일으키는 마음의 양식이고,
땅土은 믿음을 일으키는 마음의 양식이며,
쇠金는 의로운 마음을 일으키는 양식이란 뜻이지요.

이것이 오운이라는 양식이 정신세계에서 다섯 가지 마음을 일으킨다는 핵심입니다. 이것만은 외워두세요. 뒤에 복잡한 설명이 나오는데 이것을 알면 쉽게 이해됩니다.

바람(궐음)은 재주와 기술적인 능력을 발달시키고, 안개와 황사(소음)는 미래지향적인 추리와 예측력을 발달시키며, 구름 낀 날씨(태음)는 논리적이고 합리적인 사고력을 발달시키며, 뜨거운 햇살로 무더워진 날(소양) 친구와 더불어 소통하는 즐거움을 느끼게 한답니다. 맑고 청명한 날씨(양명)는 기치와 신념을 지키는 감각을 키워주고, 춥고 눈이나 비오는 날씨(태양)는 자기 의도와 통찰력을 발달시키지요.

이것이 육기로 구분되는 날씨가 사람이 사물에 집중하는 심리적 특성을 형성하는 이치입니다. 이것이 핵심이니 다른 것은 잊어도 이것은 잊지 마세요.

이렇게 우주 대자연을 접하면서 섭취한 마음의 양식은 우주와 소통하는 정신세계를 열게 되는 것입니다. 옛 사람은 이것을 호연지기라고 하여 청소년들의 교육에 있어서 호연지기를 기르는 공부를 아주 중요시 여겼습니다. 또 사람을 소우주라 존중하였지요. 맹자의 어머니 같이 요즘의 어머니와 부모님 들은 이런 관점을 가져야 할 것입니다.

생명의 본능 — 닮는 진화

생명의 본능은 흉내 내기입니다. 어린 남자 아이가 아버지를 보고 아버지처럼 하고 싶다는 생각을 하지요. 여자 아이는 엄마를 보고 엄마처럼 하고 싶다는 생각을 합니다. 이렇게 사람이라는 생명체는 태어나면서부터 누군가에게 의존하든 일단 흉내를 내면서 학습을 하는 방법을 통하여 마음의 양식으로 삼습니다.

학습을 하는 것은 결국 누군가를 닮기 위한 정보를 찾아내 마음의 양식으로 삼는 것입니다. 이것은 사람만이 아닙니다. 동물도 그렇지요. 적어도 부모가 새끼를 낳아 기르는 습성을 가진 종류라면 대부분 본능적으로 부모가 하는 행위를 따라하면서 능력을 배우고 발달시킨답니다. 사냥을 하는 모습을 보면서, 숨어서 은신을 하는 모습을 보면서 마음의 양식으로 삼으며 배우지요. 처음에는 서투르지만 점점 능수능란하게 자신을 감추기도 하고 공격을 하는 자신만의 정신세계를 구축합니다.

이것을 어려서부터 형제들과 놀면서 학습하며 능력을 배우게 되고 실제로 부모처럼 능력을 발휘할 정도로 성장을 합니다. 물론 다른 천적에게 잡아먹히지 않는다면 그렇게 된다는 것입니다. 결국 학습은 닮는 것을 배우는 과정 모두가 마음의 양식으로 삼았다는 뜻입니다.

오운은 천성天性 ─ 태양 주기효과

오운과 천성을 이해하는 것은 매우 어려운 과제입니다. 꼭 이해할 필요는 없지만 오운이라는 마음의 양식이 다섯 가지 마음을 일으키는 이치를 좀 더 확실하게 설명하는 전문적인 내용입니다. 그냥 그런 것이 있다는 식으로 이해하고 넘어가도 됩니다.

한의학의 경전 『황제내경』 영추경에 보면 오운육기학이 있지요. 이미 2000년 전에 고대의 의사들은 우주와 사람의 상관관계에 마음의 양식을 섭취하여 정신세계를 구축하면서 발생하는 다양한 변화를 분별하여 전문적인 의학영역을 구축한 증거입니다.

이 기록에 의하면 갑, 을, 병, 정, 무, 기, 경, 신, 임, 계 천간은 오운의 기운을 가르치는 암호였지요. 우주 또는 천체가 사람에게 마음의 영양으로 제공하였던 에너지의 암호였습니다. 이 암호는 10년 주기로 바뀐다는 것을 암시했지요.

천체가 지구상의 사람에게 영향을 미치는 물리학적인 힘은 태양의 빛에너지, 자기에너지, 인력으로 측정되고 있습니다. 오랜 시간에 걸쳐 고대의 인류가 경험한 불규칙한 천체의 에너지를 마음의 양식으로 받아온 경험을 쓰기 좋게 가능한 미래를 예측할 수 있도록 변화의 원리를 추론하는 기술을 집약해 놓은 것이 천간을 기반으로 한 오운이라는 것입니다.

이것을 오행이라는 철학적 이론으로 각색을 했는데 어쨌든 이 에너지가 마음의 양식이 되어 인체의 오장에 미치는 힘으로 작용했지요. 그런데 오행에 제공한 에너지가 마음의 양식이 되는 원리가 사람의 마음에 작용하는 어진마음, 예법을 지키는 마음, 믿음, 의로운 마음, 지혜로운 마음으로 사람의 정신세계에 형성된다는 것입니다. 천체의 영향이 오장육부에 직접 영향을 미치는 것이 아니라 사람의 마음에 영향을 미치고 그 마음이 오장에 영향을 미친다는 정신 병리학적인 이론이 이미 2000년 전에 주장되었던 것입니다.

이 주장을 정리하면 천체의 에너지가 마음의 양식이 되어 사람의 마음에 영향을 미치는 것이 있으니 그것은 목, 화, 토, 금, 수이며 이 이치는 태양 빛이 23. 5도 기울어진 지구 자전축 때문에 발생하는 입사각의 차이로 발생하는 계절 환경의 변화에 적응하면서 사람의 마음에 변화를 일으키는 성질이 있으니 이것을 천성이라고 한답니다. 그 천성을 인, 의, 예, 지, 신이라고 구분하고요.

육기는 지성地性 – 지구상의 기상 변화의 원리

위에서 설명한 육기라는 날씨가 사람이 집중하고자 하는 심리를 만들어내는 이치가 있지요. 이것을 좀 더 구체적으로 설명한 것이랍니다. 이런 디테일한 이론이 있다는 식으로 이해하고 넘어가 보세요.

한의학의 경전 『황제내경』 영추경에 보면 오운육기학에서 육기는 자, 축, 인, 묘, 진, 사, 오, 미, 신, 유, 술, 해 12지지의 암호에 의해서 풀어내는 지구상의 기상 변화의 원리를 담고 있습니다.

이 12지지의 암호는 궐음, 소음, 태음, 소양, 양명, 태양이라는 육기 암호로 압축되며 이것을 삼음삼양이라고 이름 짓고 있습니다. 이 용어는 기상 변화의 패턴인 바람 부는 날씨 – 궐음, 안개 끼거나 황사로 인하여 시야가 뿌연 날씨 - 소음, 구름이 껴서 우중충하고 무거운 날씨 - 태음, 햇살이 뜨겁고 무더운 날씨 - 소양, 맑고 청명하며 시야가 확 트인 건조한 날씨 - 양명, 춥고 눈 또는 비가 오는 날씨 - 태양을 암시하고 있습니다.

지구상에는 지역에 따라서 이상의 여섯 가지 날씨변화가 모두 있거나 어느 특징적인 날씨가 기후를 형성하며 지역적 특징을 만들어 내지요. 대륙의 동쪽은 이런 여섯 가지 날씨 변화가 확연하게 구분되지만 대륙의 서쪽은 일부 특징적인 날씨가 전체를 지배하는 경향을 보입니다. 대양을 끼고 있는 해변 지역은 습기가 많고 대륙의 안쪽으로 깊이 들어갈수록 건조한 날씨가 지배를 한답니다. 북반구의 남쪽은 덥고, 북쪽으로 가면 아주 춥고 한반도 주변의 위도에서는 확연히 구분되는 사계절이 일정한 순서로 변화하는 날씨를 보입니다.

이런 날씨조차도 마음의 양식이 되어 사람에게 날씨에 적응하면서 독특한 정신적 능력을 기르도록 유도합니다.

바람이 많은 부는 날씨를 마음의 양식으로 받아들이면 사람의 기술적 재능을 최대한 발휘할 수 있는 에너지를 제공한답니다.

안개가 끼고 황사가 불어서 가시거리가 짧은 날씨를 마음의 양식으로 받아들이면 사람은 조심스럽고 소심하게 반응하며 의심스러운 것은 반드시 확인하여 자신감을 확보하려는 에너지를 형성합니다.

구름이 끼고 비가 올 것 같이 우중충한 날씨를 마음의 양식으로 받아들이면 사람은 생각이 많아지고 논리적이고 합리적이며 과학적인 사고를 통하여 어떻게 적응할 것인지를 가늠하는 에너지를 형성합니다.

햇살이 뜨거우며 무더운 날씨를 마음의 양식으로 받아들이면 사람이 일을 하지 않고 친한 친구와 시원한 곳을 찾아가 잡담을 나누고 싶은 사교력을 유발하는 에너지를 형성합니다.

맑고 청명하며 시야가 확 트인 건조한 날씨를 마음의 양식으로 받아들이면 사람은 가치가 있고 없고에 대한 확실한 판단과 신속한 선택을 통하여 이익을 취하고자 하는 에너지를 형성합니다.

춥고 눈 또는 비가 오는 날씨를 마음의 양식으로 받아들이면 사람이 활동적인 움직임보다는 일손을 멈추고 비가 그치기를 기다리며 주의를 집중하려는 통찰력을 강화시키는 에너지를 형성합니다.

그래서 땅이 만들어주는 성격인 지성은 통찰, 사교, 신념, 추리, 논리, 지혜로 압축하여 구분할 수 있습니다.

출생과 발달심리학

'홍콩의 나비가 펄럭이면 뉴욕 월가의 증시가 대변동을 일으킨다' 는 이야기가 있습니다. 아무 인과관계가 없는데 자연계에서는 신비로운 현상이 일어나지요. 당신의 탄생에도 이런 현상이 있답니다.

사람의 출생은 266일 정도의 임신기간을 거칩니다. 생물학적으로 이 기간은 매우 중요한 기간인데 오운육기학에서도 이 기간을 매우 중요하게 여긴답니다. 정자와 난자가 수정되어 자궁에 착상하는 시점, 이 시점의 운기와 출생 시의 운기 정보 자체가 마음의 양식이 되어 그 사람의 심리적 발달에 중요한 열쇠를 제공한다는 이론이 오운육기학적 이론의 근간입니다.

발달심리학에 대한 정보를 『두산백과』에서 다음과 같이 인용해 보았습니다. 읽어보세요.

서양의 발달심리학은 인간의 생애를 통하여 심신의 성장 발달 과정을 심리학 이론을 배경으로 연구하는 심리학의 한 분야였다. 넓은 뜻으로는 개인적인 발달(개체발생)의 연구뿐 아니라 계통발생의 연구도 포함된다. 즉 동물로부터 인간으로의 생물학적 진화, 원시인으로부터 문명인으로의 민족학적 발전, 정상인으로부터 정신이상자로의 병리학적 퇴화 영역까지도 포함되며, 발달의 일반 법칙을 연구하는 것이다. 그러나 일반적으로는 협의로 사용하는 일이 많고, 따라서 아동심리학 및 청년심리학과 같은 뜻으로 이해된다.

발달심리학은 19세기 진화론의 영향으로 발족하였다. 당시 인간 이전의 존재에 사람들의 관심이 쏠려 있었으나 단지 인간 이전의 동물의 형태학적 특성에 그치지 않고, 동물의 지능이라든가 표정과 같은 행동일반에 관해서도 관심을 갖게 된 것은 발달심리학 성립에 박차를 가하였다. 진정한 과학적 발달심리학 연구를 발표한 것은 독일의 W. T. 프라이어의 『아동의 정신』(1883)으로서, 여기서 어린이

들의 정신발달이 그 풍부하고도 성의 있는 자연관찰의 기록에 의해 처음으로 부각되었다. 이어 미국의 H. 홀이, 특히 청년에 관하여 설문법을 써서 수량적이며 조직적으로 연구한 것이 발달심리학 발전을 촉진하였다. 특히 수량적 연구방법은 미국에서 발달하여 실험법 등을 통해 정신발달을 연속적인 양적 변화만으로 보지 않고 발달관을 산출했다. - 『두산백과』 발췌

이상을 읽어보면 지금부터 100여 년 전에 주장했던 서양의 심리학자들이 했던 이야기가 2000년 전의 오운육기학에서 이미 인간의 심리적 발달을 관찰할 수 있는 방법을 암시하고 있었다는 사실을 이해할 수 있을 것입니다. 오운육기학은 동양의 발달심리학의 근원인 것입니다. 오운육기학을 통하여 알 수 있는 것은 출생 시의 우주 대자연이 제공한 마음의 양식이 사람의 천성과 지성을 형성하고 심리적 발달을 이루게 된다는 정신세계관을 가지고 있으며 이것이 환경, 직업, 사회적 경험을 통하여 끊임없이 진화하고 발달한다는 이론적 체계를 가지고 있게 된 것입니다.

태어난 때의 천체 환경의 의미

누구나 생년월일이 있지요. 왜냐하면 출생하지 않았다면 지금 이 순

간에 존재할 수 없기 때문입니다. 그런데 생년월일이 가진 정보에는 출생 시의 천체의 조건이 만들어낸 생명의 정보가 마음의 양식이 될 준비를 하고 있는 것은 몰랐을 것입니다.

태양을 중심으로 우주가 새로 탄생하는 새 생명체인 소우주에게 제공하는 씨앗과 같은 정보가 마음의 양식이 되어 독특한 정신세계를 구축하게 됩니다. 우리는 이렇게 형성된 독특한 정신세계가 일으키는 작용을 통틀어 오운체질이라고 한답니다.

이것 이해하기 어렵지요. 뭔가 철학적이고 신비롭게 생각됩니다. 쉽게 우회해서 이해하는 방법이 있습니다. 한 생명체를 생각하지 말고 한 국가의 탄생을 생각해 보세요. 국가가 구성되려면 일단 세 가지가 있어야 한다고 합니다. 그것은 국민, 영토, 주권이지요. 그런데 이 세 가지는 국제법적으로 국가라고 인정하는 최소한의 요건이고요 여기에 두 가지가 더 있어서 생명을 가지고 진화할 수 있습니다. 그것은 경제와 문화입니다. 이렇게 다섯 가지가 존재해야 국가가 존립하여 배타적인 힘을 발휘할 수 있습니다.

여기서 국민은 목, 영토는 토, 주권은 화, 경제는 금, 문화는 수입니다. 처음에 무엇을 밑천으로 했느냐가 중요합니다. 국가가 처음부터 이 모든 것을 가지고 건국될까요? 미국만 하더라도 그래요. 처음에는 영국의 식민지에서 독립하고 싶어 하는 국민만 있었지요. 영국과 독립전쟁을 하면서 주권이라는 것을 확보하기 시작했습니다. 그리고 인디언을 흡수하고 정벌하면서 영토를 형성했고요. 그리고 막강한 경제력을 확보했으며, 이 과정에서 세계에서 가장 경쟁력 있는 다양성 문화를 흡수했지요. 이렇게 형성된 미국은 전 세계에서 가장 강력한 국가가 되었습니다. 그런데 처음 시작할 때 다섯 가지 모두를 가지고 시작한 것이 아니라 한가지부터 가지고 시작한 것이지요.

사람의 정신도 그렇습니다. 모두를 가지고 신처럼 태어나는 것이 아니라 하나의 정보 씨를 가지고 태어나서 나머지를 구비해 나가는 것이랍니다.

그러니 사람의 탄생에도 정신세계에 한 밑천이 준비되어 있다는 이야기입니다. 그것은 힐링코드 프로그램에서 생년월일 정보를 입력하고 얻어지는 정보 중에는 오운체질 정보가 들어 있지요. 이것이 태어난 때의 천체 환경의 의미를 표시하는 암호인 것입니다. 자세한 것은 힐링코드.kr 홈페이지를 들어가 실제 입력하면 누구나 쉽게 얻어질 수 있습니다.

그 대강은 이렇습니다.

목이 강한 시기에 태어나 목을 마음의 양식으로 삼은 사람은 천성이 어질고 물욕이나 명예욕으로 마음이 움직이기 쉽고 거기서 기쁨과 생각을 일으키거나 두려움에 상처받기 쉬운 심리를 타고났습니다.

화가 강한 시기에 태어나 화를 마음의 양식으로 삼은 사람은 천성이 예의바르고 명예욕이나 식욕으로 마음이 움직이기 쉽고 거기서 생각이나 우울한 근심을 일으키거나 분노에 상처받기 쉬운 심리를 타고났습니다.

토가 강한 시기에 태어나 토를 마음의 양식으로 삼은 사람은 천성이 믿음이 돈독하며 식욕이나 수면욕으로 마음이 움직이기 쉽고 거기서 우울한 근심이나 두려움을 일으키거나 기쁨에 몰입하기 쉬운 심리를 타고났습니다.

금이 강한 시기에 태어나 금을 마음의 양식으로 삼은 사람은 천성이 의롭고 수면욕이나 색욕으로 마음이 움직이기 쉽고, 거기서 두려움이나 놀람, 분노를 일으키거나 생각에 몰입하기 쉬운 심리를 타고났습니다.

수가 강한 시기에 태어나 수를 마음의 양식으로 삼은 사람은 천성이 지혜롭고 색욕이나 물욕으로 마음이 움직이기 쉽고 거기서 분노나 기쁨을 일으키거나 근심걱정으로 상처받기 쉬운 심리를 타고났습니다.

생애주운 ― 천성天性

사람은 인생 90을 살아가면서 나이에 따라서 다양한 역할을 수행하게 됩니다. 그것을 다섯으로 나눠서 설명하면 이것이 생애주운 천성으로 체질 심리에 지대한 영향을 미치지요. 이것을 농부의 1년을 다섯으로 나눠서 각 기간에 하는 역할과 같다고 비유합니다.

농부는 1년의 1/5을 씨앗을 뿌리고 밭에 거름을 주며 싹을 기르는 역할을 합니다. 사람도 0~18세까지는 몸을 기르고 독립해서 살아가기 위해서 준비를 합니다. 사람의 몸은 18세가 되면 육체적으로 모두 성장하게 됩니다.

18세부터 36세까지는 다른 사람과 경쟁을 하면서 살아가기 유리한 능력을 개발하여 자신의 역할을 하면서 경제적인 독립을 합니다.

36세부터 54세까지는 경제적인 독립을 하고나니 인생의 풍요를 위해서 신뢰하는 사람과 협력하여 더 큰 결실을 얻고자 노력합니다.

54세부터 72세까지는 왕성한 활동을 하기에 힘이 부치니 뜻이 맞는 사람에게 일을 나눠주고 의롭게 노후를 준비합니다.

72세부터 90세까지는 왕성한 활동을 하기에는 몸이 늙으니 살아온 힘을 후세에 남기며 연륜을 바탕으로 지혜롭게 임종을 준비하는 삶을 대미를 장식합니다.

이렇게 다섯 번의 역할 변화가 천성에 영향을 미치는 것은 당연하지요. 그래서 사람은 나이에 따라서 체질이 바뀌게 되는 것입니다. 이중 가장 중요한 시기는 18세까지인데 이 시기에 천성으로 갖춰야 할 역할을 수행하지 않을 경우 어떻게 될 것인가에 주목해야 합니다. 18세에서 36세에 이르는 연령대를 살아가는 것 자체가 마음의 양식이 되어 예를 따르는 마음을 일으키는 천성을 깨우치는 작용을 하게 됩니다. 그런데 이 시기에 이것을 하지 못하면 부모에게 자립하지 못한 삶을 살아야 하는 재앙을 마지하게 됩니다.

만약 이것을 정신세계에 구축하지 못할 경우 이 사람은 어진 마음을 일으키는 천성이 작용할 가능성이 희박합니다. 요즘 자살, 왕따, 정신

황폐, 우울증, 공황장애, ADHD 이런 정신적 질환들과 사회문제들이 왜 신문지상을 달구는지 그 원인이 여기에 있습니다. 이것은 향후 인간 삶의 재앙으로 다가올 가능성이 매우 높지요.

연령	연령 주운	천성	천성이 만드는 연령별 정신세계	핵심 키워드	
0~18	목	인	부모의 양육을 통해 가족, 친지, 친구관계 자립을 위한 정신적 소양을 갖추는 정신세계	육체적 성장	生
18~36	화	예	직업교육을 통한 무한경쟁, 결혼을 위한 무한경쟁, 가족 형성을 위한 무한경쟁	경쟁과 자립	長
36~54	토	신	자녀교육과 집단의 관리, 협력 협약을 통한 화합력에 신뢰를 가질 수 있도록 역량을 배양	협력과 화합	化
54~72	금	의	고위경영자 또는 은퇴하고 노년을 준비하는 황혼기에 인생의 친구와 의로운 동반	절제와 의리	收
72~90	수	지	육체적 노화와 원숙한 정신세계에서 힘보다는 지혜로움을 통하여 가족과 집단의 정신적 지주	지혜와 임종	藏

태어난 때의 날씨, 기후의 의미

태어난 생일에 땅의 기운은 날씨, 기후입니다. 그리고 그 기후를 파악하는 기운이 있으니 이것은 육기입니다. 궐음의 기운이 있으면 바람이 많이 부는 기후이고, 소음이 있으면 안개가 많이 끼거나 황사가 있어서 시야가 뿌연 기후이고, 태음이 있으면 구름이 많이 끼면서 우중충한 기후입니다. 소양이 있으면 뜨거운 햇살로 무더운 기후가 있으며, 양명이 있으면 맑고 깨끗하고 청명한 기후가 있으며, 태양이 있으며 춥고 눈이나 비오는 기후가 있습니다.

실제 태어날 때 그런 날씨가 있다는 것이 아니라 그런 기운이 기상을 지배하는 시기에 태어났다는 의미입니다. 그런데 이런 육기가 그 사람의 심리에 집중하고 싶은 마음의 양식을 선택하게 합니다. 이것을 이해하기 어려운 점이 있지요.

쉽게 비유를 해보고자 합니다. 아주 귀한 다이아몬드 1,000캐럿을 세공한 작품이 있다고 가정해 봅시다. 이것을 바라보는 사람의 눈은 여섯 가지로 구분된다고 생각하시면 이해하기 쉬울 것입니다.

궐음이 강한 시기에 태어나 궐음을 마음의 양식으로 받아들인 사람은 아름다운 다이아몬드 1,000캐럿을 세공하는 기술이나 장비 어느 정도 노력을 해야 정교하게 작업할 수 있는가에 대해서 감탄하는 관점으로 접근한다는 사실입니다. 내가 세공하는 기술을 배우면 이 작품보다 잘할 수 있을 것인지 아니면 못할 것인지 이런 것을 비교하고 싶어합니다.

소음이 강한 시기에 태어나 소음을 마음의 양식으로 받아들인 사람은 잘못 만져서 흠집이라도 생기면 어떻게 할 것인지 혹시 도둑이라도 들어서 훔쳐 가면 어떻게 찾아야 할지, 땅에 떨어뜨렸을 경우 깨지면 어떻게 될지 등등 혹여 다이아몬드 작품이 손상될 경우를 가상하여 어떻게 대처할 것인지에 대해서 집중하는 경향을 보입니다.

태음이 강한 시기에 태어나 태음을 마음의 양식으로 받아들인 사람은 다이아몬드가 왜 저렇게 세공되어 이곳에 전시되어 있어야 하며 그것을 통하여 얻는 것은 무엇이고 어떤 과학적인 원리가 숨어 있으며 공정하게 누구와 다이아몬드의 가치를 나눌 수 있는지 등등을 생각해보는데 집중하는 경향을 보입니다.

소양이 강한 시기에 태어나 소양을 마음의 양식으로 받아들인 사람은 다이아몬드 작품의 아름다움과 어떻게 전시를 하면 더 아름답게 보일 것이고 그 아름다움이 돋보이게 하려면 조명을 어떻게 배치하는 것이 좋을 것인지 가늠하고 제시하고 다이아몬드 작품에 관련된 재미있는 이야기는 없는지 대화를 나누며 관련 정보를 알아내어 다른 사람에게 설명하는데 집중하는 경향을 보입니다.

양명이 강한 시기에 태어나 양명을 마음의 양식으로 받아들인 사람은 다이아몬드 작품의 가치, 세공에 들어간 비용의 가치, 시장에 내 놓았을 때 돈 많은 사람에게 판매하기 위해서 어느 정도의 흥정가를 준비하고 있어야 하는지 그리고 거기서 얼마나 자신의 수익을 낼 것인지 등등에 대한 정보 및 경매를 통하여 어떻게 가치를 높일 것인지 등에 집중하는 경향을 보입니다.

태양이 강한 시기에 태어나 태양을 마음의 양식으로 받아들인 사람은 다이아몬드를 자신의 것으로 만들기 위해서 무엇을 해야 하는지 값을 어떻게 흥정하여 적당한 가격에 구입하여 자신이 소장할 것인지 그리고 그럴 가능성이 없다면 별로 가치가 없는 쓸모없는 사치품 정도로 평가 절하하면서 무관심한 것 같은 태도를 보이는 이중적인 태도를 보이는 경향을 보입니다.

이상과 같은 심리적 성향이 땅의 기운 즉 날씨나 기후에서 비롯된 마음의 양식이기 때문에 지성이라고 구분합니다. 천성에 비하여 지성은 아주 오랜 시간을 거쳐서 형성되며 진화하는 경향을 가진다는 점이 다르지요.

생애주기 — 지성

사람은 태어날 때 지정학적 조건에 발생하는 날씨인자가 마음의 양식이 되어 심리적 특성으로 반영된다는 것을 알았지요. 그런데 그렇게 반영되고 끝나는 것일까요? 그렇지 않지요. 아무리 좋은 지성을 갖출 수 있는 조건을 가지고 있어도 이것을 알아서 개발하고 쓰지 않으면 정신세계에 씨앗만 있을 것이지 열매가 맺히지 않게 되었습니다.

사람은 나이를 먹으면서 성장을 하고 다시 늙어가지요. 그 과정에서 생애주운 - 천성과 같이 변화하는 원리가 있습니다. 그러니 마음의 양식이 되는 것이 살아 있으면서 나이를 먹는 것 자체가 된다는 것입니다. 그러나 노력을 해야 하지요. 그냥 아무것도 하지 않으면 나이 먹어도 철이 들지 않는다는 이야기를 듣는 것입니다. 그 철이라는 것이 나이에 따라서 얻을 수 있는 마음의 양식을 포착하지 못했다는 뜻이지요.

어린 나이에 장난감을 가지고 놀면서 인생을 통하여 삶에 필요한 기본적인 소양을 배우게 됩니다. 그러니 장난감을 가지고 논다는 사실 하나가 마음의 양식이 되는 것입니다. 0~15세까지 아이는 몸이 성장하면서 몸을 잘 쓰는 기술을 습득하게 됩니다. 걷는 방법 손가락을 쓰는 방법, 생각을 하는 방법 등등을 배우고 익히게 됩니다. 기술적이고 기획적인 학습을 반복적으로 수행하면서 점차 능력의 가능성을 높이는 정신세계를 구축하지요. 이런 현상을 궐음을 마음의 양식으로 받아 들였다고 육기학에서 설명합니다.

그런데 이것이 전부가 아닙니다. 15세까지 천재성을 보이는 능력은 인생 전반에 걸쳐서 천재성으로 작용하지 않는 다는 것입니다. 사람의 인생에 있어서 천직이라는 것을 선택하는 시점이 있는데 이것은 15~30세에 걸쳐서 치열한 경쟁을 통하여 가치를 인정받고 30~45세에 걸쳐서 꽃을 피우는 것입니다. 그리고 나머지 반생에 걸쳐서 인생 2막을 열게 되는 것입니다.

그 사람의 90세 일생 중에서 평생에 영향을 줄 수 있는 재능의 꽃은 30대에 발현된다는 사실을 알아야 하며 이것을 위해서 어린 시절 많은 준비를 하게 된다는 사실입니다.

사람은 나이에 따라서 연령에 따른 주기를 마음의 양식으로 삼습니다. 그러니 지금 이 순간이 죽을 때까지 영원히 지속된다는 생각을 버려야 합니다. 이것을 생애주기에 따른 지성이라 한답니다.

연령	연령주기	지성이 유도하는 연령별 정신세계	핵심키워드
0~15	궐음	생후 육체적인 성장과 함께 반복학습과 시행착오를 거치며 가족과 학교에 적응하는 기술적 정보축적	지혜, 기술, 기획력
15~30	소음	학교생활에서 사회생활에 적응하기 위해 세심하고 꼼꼼하며 주의 깊은 도전을 통하여 자신감 정보축적	세심, 소심, 추리, 예측
30~45	소양	사회생활을 통하여 의사소통과 표현을 통하여 공감대를 형성하고 직업과 가족사회의 배려 정보축적	사교, 표현, 언어, 배려
45~60	태음	원숙한 사회생활을 통하여 논리적이고 합리적이며 공정하고 과학적인 사고를 화합하는 정보로 축적	사고, 논리, 과학, 합리
60~75	양명	가장 가치 있고 효과적인 삶의 정보를 바탕으로 신념에 찬 선택과 결단을 통하여 최선의 정보축적	신념, 가치, 경쟁, 결단
75~90	태양	자기주장과 의지에 따라서 자기중심적 리더십과 통찰력을 바탕으로 가족의 정신적 지주로 정보축적	주장, 자아, 리더십, 포기

오운육기학과
사주의 차이는 무엇인가?

+

"그것 사주 같은 것 아니냐?"

이렇게 물어오는 분들이 있습니다. 심하게는 점치는 것 같이 생각하기도 할 것입니다. 이런 오해를 어떻게 바로잡을 수 있을까가 필자의 고민이기도 합니다.

사주 추명학이란?

사주는 생년월일시를 분석하는 방법이며 그 분석은 태음력을 근거로하고 있습니다. 특히 사주는 생년의 천간지지, 생월의 천간지지, 생일의 천간지지, 생시의 천간지지를 분석하면서 내포하고 있는 오행의 기운을 가늠하여 길흉화복을 변별해내는 목적을 가지고 있습니다. 여기에는 우주가 제공하는 과학적인 에너지가 마음의 양식으로 작용하여 사람의 정신세계에 어떻게 영향을 주는지 설명할 길이 없어요.

오운육기학이란?

오운육기학은 생년 천간지지의 의미를 중시하지 않습니다. 다만 달력이 없었던 시절에 선택한 천간지지의 기록 수단을 중시했을 뿐이지요. 현재 태양력에 의거한 달력이 존재하기 때문에 중시할 이유가 없습니다. 또 생월과 생일의 천간과 지지는 의미가 없습니다.

특히 오운육기학은 생년월일의 근거를 태양력에 두고 있습니다. 생년의 천간지지도 태양과 지구사이에 형성되는 오행 특성을 구분해 내거나 지구의 기후 변화인자를 찾아내는 목적으로 활용하기 때문에 사주와 전혀 다릅니다. 오운육기학은 고대의 기상학이기 때문입니다.

오운육기학은 고대의 기후예측 학문

결국 생년월일이 가진 정보는 당시의 태양과 지구의 사이에서 어떠한 인자가 마음의 양식으로 섭취되어 태어난 사람의 정신세계를 구축하기 시작할 것이냐에 초점을 맞추고 있습니다. 그리고 생년월일을 되짚어서 잉태될 시점의 태양과 지구 사이에서 어떠한 물리적 인자가 마음의 양식이 되어 수정란에 첫 정보를 주었는지를 찾아내는데 그 목적이 있는 것입니다.

오운육기학의 일 년 주기는 대한에서 시작해서 대한으로 끝납니다. 즉 1월 20일에 그해의 운기를 시작하고 다음해 1월 19일까지 운기를 계산한다는 점이 사주와 다릅니다. 사주는 입춘에서 시작하여 다음해 입춘 전날까지를 1년으로 삼고 있다는 점도 다르고요.

1월 20일 즉 대한이라는 시점은 황도를 따라 태양이 남위 23.5도에 수직으로 비치는 시점인 동지가 지나서 태양이 북쪽으로 황도를 따라서 올라가며 29일이 지난 시점을 의미합니다. 북반구의 온도가 동지가 되는 시점보다 대한이 되는 시점에서 가장 차가워지는 시점으로 해석했기 때문에 이때를 일 년의 시작으로 보았던 것입니다. 반대로 북반구인 한반도에서 보건대 여름의 하지에 태양이 북위 23.5도에 수직으로 비치기 때문에 이때가 가장 더울 때로 오해하지만 실제로 가장 더울 때는 대서로서 7월 23일입니다. 이렇게 태양과 지구 사이에서 가장 물리적으로 특징적인 영향을 미치는 인자를 찾아내 반영하는 과정이 마음의 양식이 되어 사람의 심리적 변화가 생리와 병리적 체질 특성으로 반영되는 현상을 추적하는 학문이 바로 오운육기 체질의학인 것입니다.

오운육기체질과 사상체질의 차이는 무엇인가?

+

　지금부터 100여 년 전에 창안된 사상체질은 이제마 선생의 우주관을 보면 알 수 있습니다. 이제마 선생은 유학자이기 때문에 철저히 유학적인 기준으로 사람의 생리와 병리를 판단했습니다. 그래서 독특하게 4단론 인, 의, 예, 지라는 유학적 사고를 근간으로 체질적 특성을 구분하는 혁신을 이룩하신 분입니다. 그래서 만든 태음인, 태양인, 소양인, 소음인이란 구분은 수많은 난치병을 치료하는 의학으로 자리매김하게 했지요.

　그런데 지구상에 70억 인구를 4개의 체질로 구분한다는 것은 많은 어려움이 있습니다. 문제는 이제마 선생 스스로도 『동의수세보원』에서 태양인은 10,000명에 4~5명, 태음인은 10,000명에 5,000명, 소양인은 10,000명에 3,000명, 소음인은 10,000명에 2,000명으로 구분하는데 있습니다. 사실상 3체질로 구분하는 것이지요. 이것을 현재 사상의학자들에 의해서 다양한 수정이 이뤄지고 있으며 구분이 모호해서 다시 팔상체질의학이라는 이론으로 분화하고 있으며 혹자는 16체질론을 내세우고 있습니다.

사상의학은 사단론에 근거한 유학적 사고에 근원

그리고 정신세계를 인, 의, 예, 지 네 가지 천성과 희노애락이라는 감성으로 설명하기에는 너무 복잡한 현대인의 정신세계를 모두 통합 설명하기에 한계가 존재합니다. 또 사람의 정신세계는 나이를 먹어가면서 진화하고 전혀 다른 체질적 특성이 만들어지는 것이 현실인데 체질 불변의 원칙을 내세워 그 설명의 길을 막았습니다.

오운육기체질은 생일에 근거한 발달심리학

오운육기체질은 실제 『황제내경』에서 그 기본적인 이론이 발달된 것으로 그 역사는 2000년이 넘었다고 할 수 있습니다. 오운육기 체질은 우주 변화에 따라서 사람의 체질도 변화하고 심리적 특성이나 오장육부의 체질적 특성은 변화할 수밖에 없다는 이론적 배경을 끌어안고 있습니다. 또 출생 시 우주의 환경에서 제공된 물리적 인자를 마음의 양식으로 받아 들여 발달심리학적 정보로 바뀌는 과정을 분석하는 이론적 배경을 가지고 있기 때문에 그 경우의 수가 600체질, 디테일하게 분석하면 432,000체질이라는 경우의 수가 존재합니다. 그리고 구분되는 체질에 일방적으로 많은 숫자가 편중되지 않으며 모든 체질이 분별되며 차별화될 수 있다는 점에서 설득력이 있습니다.

오운육기학적 체질 심리는 15~18년 주기로 사람의 심리적 패턴이 바뀌고 장부의 기질이나 질병의 발생 가능성이 달라지며 좋아하는 음식도 달라지는 현상을 추적 관리 조절할 수 있는 정보를 제공할 수 있다는 장점도 존재하고요.

인삼이 소음인 약이라는
주장은 사실인가?

+

　한국인이 가장 좋아하는 건강식품. 그것은 인삼입니다. 그러나 일부 사람에게서 혈압을 높인다든가 열이 나서 부작용이 나서 인삼이 맞지 않다는 분들이 발생하고 있습니다. 그리고 그 원인이 체질적으로 발생한 현상이라는 것을 밝혀낸 분이 이제마 선생이십니다.

　문제는 이제마 선생께서 밝힌 사실에 보면 인삼이 소음인에게 맞는 약이라는 사실입니다. 이 사실에 의거할 경우 논리적인 오류에 직면합니다. 이제마 선생께서는 『동의수세보원』에서 분명히 밝혔습니다. 태양인은 10,000명에 4~5명이 있으며, 태음인은 10,000명에 5,000명이 있고 소양인은 10,000명에 3,000명이 되며 소음인은 10,000명에 2,000명이 된다고 했습니다. 그러니 소음인에게 맞는 인삼은 인구의 80%에게는 부작용이 발생하거나 효과가 없어야 합니다. 그런데 오운육기학적으로 분석하면 어떨까요? 인삼이 잘 맞지 않는 육기체질을 구분하면 다음과 같이 찾아집니다.

궐음소양궐음태음	궐음양명태음궐음	궐음태음궐음양명
소양궐음양명소양	소양소양소양태음	소양소양양명양명
소양태음소양양명	양명양명궐음궐음	양명태음양명양명
태음궐음소양소양	태음소양소양양명	태음소양태음태음
태음양명양명궐음	태음태음태음양명	

이상 14가지 체질은 인삼이 맞지 않습니다. 전체 육기체질 분류상 72체질 중 14체질만 인삼이 적합하지 않은 것입니다. 육기체질의 인구 분포는 거의 비슷하다고 할 수 있습니다. 생년월일 분포는 어느 한 기간으로 치우치지 않기 때문에 대체로 인구비율이 비슷하다는 가정 하에서 출발할 수 있기 때문입니다. 위의 14체질이 전체 인구에 어느 정보 비율로 존재하는지 계산해보면 14/72에 100을 곱하면 대략적인 비율이 나옵니다. 운기학적인 분석으로 보건대 19.4%가 인삼이 적합하지 않다는 정반대의 계산이 나옵니다. 그러니 80%의 인구는 반드시 인삼을 먹을 수 있다는 것입니다. 오운육기학적 분석이 사상의학적인 분석에 비하여 훨씬 현실적이고 이론상 하자가 없다는 근거가 여기에 있습니다. 다만 분명한 사실은 오운육기학적으로 소음의 기운이 강한 사람에게 실제로 인삼은 좋은 약이 된다는 점입니다. 문제는 사상의학에서 말하는 소음인과 육기에서 소음은 그 의미가 다르다는데 있습니다.

천성·지성·인성의
상관성은 무엇인가?

+

　단군신화에서 천부인이라는 존재가 있지요. 그것은 하늘, 땅, 사람을 상징하는 인장을 의미합니다. 동양에서는 하늘, 땅, 사람을 삼재라고 통칭합니다. 우주를 구성하는 가장 진귀한 재료인 것이지요.

　사람의 정신세계를 소우주라 한다면 여기에 진귀한 재료가 필요할 것입니다. 우주를 통하여 얻은 마음이 양식이 사람의 정신세계에서 하늘의 성품과, 땅의 성품과, 사람의 성품으로 구축되게 됩니다. 이것을 천성, 지성, 인성이라 불리는 것입니다.

　여기서 정리하면 오운육기를 통하여 통찰했듯이 오운을 마음의 양식을 받아들이면 천성이라는 영역이 구축됩니다. 육기를 마음의 양식으로 받아들이면 지성이라는 영역이 구축됩니다.

　그렇다면 인성은 어떻게 구축되겠지요? 사람은 홀로 존재하고 살아갈 수 없답니다. 가족과 함께, 사회와 함께 살아가야 하지요. 인성은 이렇게 가족이나 사회의 구성원이 제공하는 마음의 양식으로 구축되는 정신세계의 한 영역을 차지하는 성격입니다. 이 인성에 가장 강력한 영향을 끼치는 존재는 당연히 부모라는 마음의 양식이지요. 즉 부모의 성격을 마음의 양식으로 받아들이면 타고난 천성과 지성은 좀 더 다양하게 차별화되는 정신세계의 형태로 재구성됩니다.

이렇게 천성과 지성에 부모의 성격이 영향을 미친 결과를 인성이라고 합니다. 물론 형제, 가족, 사회의 영향을 모두 마음의 양식으로 받아서 변화되는 성격을 모두 인성이라고 함이 더 이해하기 쉽지요.

중요한 점은 어린 시절에 부모의 슬하에서 자랄 때의 인성은 부모의 영향을 많이 받으면서 부모를 닮는 경향이 있지만 배움이 커지고 사회생활을 하고 결혼을 하면서 부모에게 받은 성격은 지워지고 타고난 천성과 지성 그리고 직업, 배우자, 친구, 학연, 지연의 폭넓은 영향을 받으며 다양한 인성을 형성하게 된다는 사실입니다. 여기서 주의할 점은 평생을 거쳐서 영향을 미치는 것은 천성과 지성이라는 점입니다.

생년월일이 같다는 것은 천성과 지성이 같다는 뜻입니다. 그런데 현실에서는 이론적인 오운육기학의 원리에서는 같으나 실제 그 사람의 성격은 다르다는 것을 확인할 수 있지요. 그 원인은 바로 인성 때문이랍니다. 인성은 타고난 천성과 지성을 바탕으로 하지만 실제 일상생활에서 살아가면서 우주, 자연, 인간 사회의 수많은 기운과 정보를 복잡하게 받아들이며 적응하며 살게 되는 이치 때문에 그때그때 다를 수밖에 없습니다.

인성과 지성에 관련된 정보의 축적 - 직업

어린 시절 꿈을 꾸지요. 이순신 장군도 되고 세종대왕도 되고, 대통령도 되고, 과학자도 되고, 부자도 되고, 선생님도 되는 자녀를 보았을 것입니다. 그렇게 자라면서 초등학교, 중학교, 고등학교, 대학교를 나오면서 그 아이에게 이순신이나 세종대왕, 과학자 등을 꿈꾸던 모습을 찾을 수 없다는 사실을 경험했을 것입니다.

한때 그런 시절이 있었다는 사실을 스스로 아실 것입니다. 그러나 그 시절 이순신 장군, 세종대왕, 대통령, 과학자, 부자, 선생님. 이런 존재들이 마음의 양식으로 받아 들여졌다는 사실을 아실 것이고 이 마음의 양식이 어린 시절의 정신세계를 구축하는데 중대한 역할을 했다는 사실을 인정할 것입니다.

가끔 친구를 만나 다른 직업 영역의 이야기를 들으며 마음의 양식으로 삼는 적이 있으실 것입니다. 그렇게 자신의 직업 영역과 다른 친구의 전문성이 작용하는 영역을 살펴보면 친구들의 타고난 지성 영역이 자신과 달리 독특하게 형성되어 분별된다는 사실을 알게 될 것입니다.

사실 다양한 사람을 만나서 이야기를 나누다 보면 그들이 주장하는 영역은 모두 다른 것 같고 유사한 영역과 뛰어 넘을 수 없는 전문 영역이 공존하지만 역시 통하는 영역이 존재한다는 것을 확인할 수 있으실 것입니다. 이것을 공감대라고 합니다.

사람은 타고난 지성에 따라서 생각하는 바가 다르지만 그 생각하는 바에 따라서 전문적인 직업 영역으로 발전시키고 경쟁할 수 있는 정신세계를 구축하고 있습니다. 경쟁에서 이긴 사람은 사회에서 성공할 수 있으며 그렇지 않을 경우 다른 직업 영역을 찾아서 헤매야 합니다. 그리고 나이가 들어가며 점차 원숙하고 완벽한 정신세계를 구축하며 원만한 정신으로 진화하고 있다는 사실을 깨닫게 됩니다.

해당 직업 영역에 관련된 정보를 많이 축적한다는 것은 마음의 양식이 되는 정보를 많이 섭취해서 대사를 했다는 증거입니다. 그렇게 섭취할 수 있는 능력이 있다는 것은 주어진 정보에서 공감대를 형성할 수 있는 정신적 능력이 존재하고 있다는 사실입니다. 그 공감대를 감지해 내는 힘의 원천이 바로 지성에 존재합니다.

사람이 살아가면서 혼자 살지 않고 많은 사람과 다양하게 부대끼면서 살아가는 이유는 지성이라는 요소와 인성이라는 요소가 협력하도록 해서 더 크고 강력한 정신세계를 구축하기 위함입니다. 그러니 자신에게 경쟁력 있는 직업 영역이 존재하고 있다는 사실을 인지할 수 있다면 당신은 매우 강하고 큰 정신세계를 구축했다는 증거인 것입니다.

쌍둥이인데
왜 성격이 다르지?

+

쌍둥이로 태어나도 성격이 다릅니다. 태어난 시기도 같고 부모도 같고 가족도 같은데 왜 달라야 하는가요?

아무리 쌍둥이로 태어나도 한 아이는 형이라는 마음의 양식을 받아들여야 하며 한 아이는 동생이라는 마음의 양식을 받아들여야 하기 때문이지요. 형 대접을 받은 아이는 동생 대접을 받은 아이와 분명히 다릅니다.

왜냐하면 형으로 불리면서 섭취하게 되는 마음의 양식은 형으로서의 역할을 정신세계의 인성에 구축하게 되며, 동생으로서의 역할을 정신세계의 인성에 구축하게 되는 결과물은 분명히 다를 수밖에 없기 때문입니다.

심리적으로 진화하는 인성人性

심리적 진화는 어머니 자궁에 잉태를 한 태아에서부터 시작할 수 있습니다. 천체와 지구가 만들어내는 에너지를 마음의 양식으로 받으며 육체적 진화와 더불어 정신적 진화의 씨앗으로 자리하게 됩니다. 또 출생을 하고 인지 능력이 발달하면서 아버지와 어머니 그리고 가족이 제공하는 마음의 양식이 인성의 에너지로 작용을 하면서 심리적 진화가 진행됩니다.

그런데 서로 다른 마음의 양식이 들어와서 그냥 조화될 수 있을까요? 그것은 아닙니다. 심리적 진화는 발생 - 인지 - 갈등 - 충돌 - 치유(힐링) - 소통(포용)의 단계를 거치게 됩니다. 이것을 마음의 양식이 대사되는 과정이라고 생각하셔야 합니다. 우리가 먹는 음식이 위와 장에서 소화가 되어 혈관에 흡수되고 간에 들어가 합성과 이화학적 과정을 거치면서 인체에 필요한 물질대사가 이뤄지는 것과 같은 대사과정이라고 생각하면 똑같은 원리라는 것을 이해하게 됩니다.

그런데 여기서 주목할 것은 갈등과 충돌과 치유 과정이 일어난다는 사실인데 이것은 고통스러운 일입니다. 이것 없이 평온하게 대사가 일어날 수 있는 것은 없을까요?

알에서 애벌레가 나오고 허물을 몇 번 벗고 나서 번데기가 되고 이것은 다시 성충이 되는 우화 과정을 생물시간에 배웠을 것입니다. 그 단계 단계가 형태학적으론 아름답지 않고 바뀌는 과정도 결코 간단하지 않지요. 그 징그러운 애벌레가 아름다운 호랑나비로 우화를 하게 되면 형태학적으로 전혀 연관이 안 될 것입니다.

이와 같이 마음의 양식이 알에서 깨어나 애벌레가 되는 과정이 갈등과 충돌의 흉측한 모습과 같다고 연상해 보세요. 그리고 치유되는 과정이 번데기 소통을 하는 과정이 성충이 되는 수순으로 본다면 그 가치의 소중함을 함께 느낄 수 있으실 것입니다.

심리적으로 진화하는 것은 체질을 형성하는 것입니다. 그리고 그 방향은 완벽하고 균형 잡힌 쪽입니다. 사람은 신처럼 완벽한 인성이 지배하는 정신세계를 구축하고자 하는 본능이 있습니다.

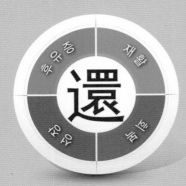

還

재활·예방·양생·유아

TEA therapy 환차, 사물차, 당귀차
SOUP therapy 호박죽

산후조리, 암수술후 회복
심장수술후 회복
뱀독약침, 산삼약침, 환차
침향약침, OMHT매선

치매, 알츠하이머
파킨슨씨병
총명환, 공진단

중풍, 구안와사
마비 후유장애
환혼단, 뱀독약침
OMHT침, 매선

소아 체력저하, 성장부진
식욕부진, 면역력저하
아룡젤리, 성장환

피로누적, 집중력저하
면역력저하, 무기력
공진단, 경옥고, 대환단

젊음을 되찾는 지혜
feel the youth again!!

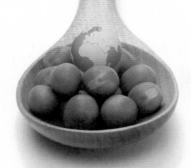

제4부

부모가 제공하는
마음의 양식

+

한국 청년층의 실업 문제. 이것을 유발한 원인은
부모에게 있습니다. 대기업에서 요구하는
우수 인재는 수 만 명에 불과한데 한국의 취업지망생은
수십 만 명이기 때문에 아무리 열심히 준비해도
실패자가 더 많습니다.
이것을 알면서 자식에게 좋은 대학만이
마음의 양식이라고 제공합니다.
그래서 자녀는 불행합니다. 자녀를 불행에서 구하려면
성취 가능한 마음의 양식이 제공돼야 합니다.

자녀의 진로지도 -
오운육기체질 분석의 필요성은?

+

2차 세계대전을 승리로 이끈 영국의 수상은 처칠입니다. 이분과 관련된 재미난 일화가 있습니다. 어린 시절 어머니께서 집을 비운 사이 처칠이 높은 곳에 있던 접시를 꺼내려다 떨어뜨려 깨트렸답니다. 그런데 처칠은 그릇이 그렇게 깨지는 것이 궁금했나 봅니다. 그래서 다른 그릇도 그렇게 깨지는지가 궁금해서 하나씩 떨어뜨려 보았는데 그러다 보니 집안에 있는 모든 그릇과 접시를 모두 깨트렸답니다.

얼마 후 집에 돌아온 어머니는 놀라서 자초지종을 물었더니 처칠이 말하기를 "모든 그릇이 떨어트리면 어떻게 깨지는지 궁금해서 떨어트려 깨트려 보았다"고 대답을 했답니다.

그러자 어머니께서 "크게 될 배포를 가졌구나"하고 말하며 "하지만 네가 한 일이니까 네가 책임지고 모두 치우거라"고만 했답니다.

놀랍지 않나요. 훌륭한 위인을 기른 어머니는 보는 눈도 다른가 봅니다. 자녀의 행위를 보면서 자녀의 그릇을 가늠하고 성공적으로 교육해낸 분은 바로 처칠의 어머니였기에 소개했습니다.

우리의 부모님들은 자녀의 진로 지도를 하는 시기가 되면 심리검사 내지 적성검사라는 것을 하실 것입니다. 그리고 그 결과를 가지고 자녀의 적성에 맞춰서 경쟁력 있는 분야로 진로를 잡도록 안내를 하실 것입니다. 문제는 이런 선택에서 정석검사 결과 또는 심리검사에서 얻은 데이터를 마음의 양식으로 삼아서 자녀에게 제공되도록 하지 않고 부모의 생각을 마음의 양식으로 삼아서 최우선으로 자녀에게 제공되는데 있지요.

부모님께서는 자녀에 대해서 가장 잘 알고 있다고 자부하실 것입니다. 특히 요즘의 엄마는 자녀의 진로에 대해서 거의 신과 같이 완벽하게 추진하려는 열정으로 가득 차 있습니다.

그렇기 때문에 자녀의 적성과 성격을 감안해서 선택하기 보다는 부모의 보편적 상식이 더 좋은 마음의 양식이라고 자부하고 있습니다. 현실적으로 앞으로 무엇을 해야 지위가 보장되고 더 좋은 여건에서 입신양명을 할 수 있는가에 대한 확고부동한 마음의 양식이 존재하고 있습니다.

그렇기 때문에 평생 먹고 살거리를 충족시킬 직업 선택에 맞춰서 진로를 선택하여 자녀의 마음의 양식으로 제공하는데 이런 시도는 부모의 꿈으로 끝나는 경우가 많지요. 필자도 그랬으니까요. 자녀는 기회가 될 때마다 자신의 좋아하고 행복할 만한 일들을 찾아 마음의 양식으로 삼고 부모가 제공한 마음의 양식은 거부할 가능성이 매우 높다는 사실을 경험합니다.

어떤 친구가 이렇게 푸념을 하더군요. 열심히 벌어서 대학졸업을 시켰더니 자신의 길이 아니라고 유턴하여 부모를 당혹스럽게 만드는 일들이 요즘은 다반사이라고. 그렇다면 일찍 주장을 해줘야 했는데 그때는 부모가 자녀의 주장에 귀를 기울일 정도로 절박하지 않았고 자녀도 그 당시에는 그다지 절실하지 않았다고 해명을 하더랍니다.

이것은 부모에게나 자녀에게나 모두 열정을 낭비하는 손해를 보게 됩니다.

왜 그럴까요? 진로지도를 위해서 심리분석이나 적성검사의 데이터가 마음의 양식으로 삼기에는 너무 어렵기 때문이지요. 그리고 마음의 양식이라는 생각조차도 안한답니다.

이런 이유로 인해 오운육기체질 분석은 자녀 진로지도에 마음의 양식으로 제공될 조건을 갖추고 있습니다.

가능하면 타고난 천성과 지성은 어떠한지 분석하여 찾아줄 수 있지요. 거기에 부모에 의해서 형성된 인성의 근원을 부모의 힐링코드 분석을 통하여 찾아줄 수 있습니다.

평생을 거쳐서 진화하는 천성과 지성이 어떻게 마음의 양식으로 작용할 것인지도 예측해줄 수 있습니다. 이런 정보가 적성검사와 심리분석에는 없지요.

지성을 무시하는 부모와 선생님의 학생 진로지도

조선시대 명필 한석봉과 어머니 이야기는 모든 사람이 알 것입니다만 다시 한 번 되짚어 보고자 합니다.

가난한 한석봉은 어린 시절 아버지 없이 어머니께서 홀로 떡장사를 하면서 공부를 시켰다고 합니다. 집에서 공부하기에는 너무 빈한했기 때문에 집중적으로 공부를 시키기 위해서 조용한 절간에 보내서 공부를 하게 했는데, 3년간 열심히 공부를 하고 이 정도면 되었다고 생각해서 하산했습니다. 하지만 호롱불을 끄고 어머니는 떡썰기를 하고 한석봉은 글씨쓰기를 하면서 실력을 가늠하였는데 여기서 한석봉의 글씨가 형편없음이 드러나면서 크게 호통을 당하고 다시 절간으로 올려 보내졌다는 일화입니다. 이후 수년간 다시 실력을 연마하여 나라에서 알아주는 명필이 되었다는 이야기입니다.

우리나라의 부모님 특히 어머니는 이런 한석봉 어머니의 정신을 이어받으신 분들인 것 같습니다. 한국의 부모님이나 선생님은 학생의 교육의 성과를 SKY대학에 입학시키는 것으로 생각하는 경향이 있습니다. 그리고 의사, 변호사, 검사, 판사 등 국가고시를 패스하면서 얻어지는 직업군에 들어가면 무조건 성공했다고 생각하는 경향도 있습니다. 국가 경제를 뒷받침하는 허리에 해당하는 블루칼라는 평가절하하고 화이트칼라를 만들거나 나아가서 골드칼라를 만들기 위한 진로지도에 혈안이 되어 있기도 합니다.

한국의 부모님과 선생님은 SKY대학이나 의사, 변호사, 검사, 판사 등 직업군에 대한 정보를 마음의 양식으로 편식했기 때문입니다. 화이트칼라와 골드칼라에 대한 희소성을 보지 못하고 주어지는 꿀맛 나는 마음의 양식으로 편식하기도 했습니다. 그래서 만들어진 정신세계에서는 자녀와 학생에게 그런 마음의 양식만을 제공할 뿐이지요.

자녀와 학생이 무엇을 할 때 가장 행복하고 잘할 수 있는 능력이 발휘될 것인가에 대한 정보를 마음의 양식으로 제공할 생각은 전혀 하지 않고 오직 최고 1% 안에 들어가기 위한 적극적인 프로젝트를 가동합니다. 그것이 한국 교육의 현실입니다. 그래서 세계에서 가장 많은 대학교육 경력을 가진 인재를 배출하는 나라가 되었습니다. 철없는 미국의 오바마 대통령도 칭송을 할 정도로 한국 부모의 교육열은 국제적으로 인정을 받았습니다.

그런데 세계적인 교육학자는 한국의 교육을 30대가 되어서도 부모의 요람에서 양육을 받는 인재를 양산했다고 혹평을 가했습니다. 하긴 좋은 일자리는 일 년에 10만 개도 나오지 않는데 수십만 명이 대학을 졸업하고 있으니 제대로 취직이 될 리 없지요. 무언가 잘못되어 있습니다. 이것을 부모가 모른다는 것입니다. 그리고 잘못된 마음의 양식을 자녀에게 편식시킨다는 것입니다.

선진국은 18세가 되기 이전에 부모와 선생님이 그 학생에 대해서 어떠한 소양과 자질을 가지고 있는지 충분히 생각을 하고 그 적성에 맞도록 마음의 양식을 만들어 제공하는 교육을 선택하고 진로지도를 하고 있습니다. 놀랍지 않나요? 그들은 부모와 선생님이 서두르지 않고 있습니다.

운기학적으로 풀어보니 선진국 부모의 선택이 옳다는 것이 이해되었습니다. 생애주기에서 0~15세까지는 궐음 이 이후에는 소음이 마음의 양식이 되어 지성으로 정신세계를 구축하는 현상을 합니다. 그러니까 15세 이전에는 인생의 전반을 기획하기 이전에 기본적인 삶의 기술적인 방식을 배워가는 지혜라는 정신세계를 구축하지요. 여기에 개개인만의 출생에 따른 연령객기가 마음의 양식으로 작용하면서 지성이 일시적으로 강력한 빛을 발하게 되는데 이것이 인생 전반에 영향을 미치는 천재성으로 오해를 하게 합니다. 부모는 이것을 발견하고 성급하게 어린 학생을 영재교육을 시킨다고 스트레스라는 마음의 양식을 제공하고 인생전반에 걸쳐서 제공할 수 있는 보석 같은 능력을 사장시킵니다.

문제는 15세를 넘기면서 이런 천재성은 소심하게 바뀐다는 사실에 있어요. 좀 더 자신감을 얻기 위해서 주도면밀하게 바뀌지요. 15세 이후에 작용하는 소음주기와 그 사람의 연령객기가 마음의 양식으로 작용하면서 전혀 다른 방향에 친화성을 가지게 된답니다.

그런데 한국의 학생들은 불행하게도 이런 현상이 부모와 선생님에게 관찰되기는 하는데 큰 문제를 삼지 않아요. 중2병 또는 중3병이 거기에 해당하는데 그런 게 있다는 정도만 알지 어떤 대책을 세울 것인지에 대해서 전혀 준비하고 있지 않습니다. 오직 18세 전후에 치르게 될 대학입시 준비에 혈안이 되어 있지요. 부모와 학생 그리고 선생님 모두 대학입시를 위한 과목만을 마음의 양식으로 편식해도 된다는 헛된 꿈을 꾸게 됩니다.

여기서 정리하고 넘어갈 것은 부모가 생각하는 자녀의 타고난 재능은 15세 이전에 발견되는 것이 아니라 15~30세에 누적시켜 30~45세에 화려하게 꽃을 피우게 된다는 사실입니다. 그러니까 그렇게 서둘러서 선행학습을 시키면서 강제로 마음의 양식을 주입시켜도 30세는 되어야 발휘되는데 그것을 20세 이전에 발휘되게 하려는 그 의도가 매우 어리석다는 점입니다.

부모는 자식에 사랑을 베푼다는 미명하에 싹수를 미리 보고 과잉투자하게 됩니다. 그런데 그렇게 제공한 마음의 양식이라는 것이 실제는 아무짝에도 쓸모가 없다는 사실을 확인하게 되지요. 결국은 고졸 이후 혹은 대졸 이후에 자녀 스스로 부모와 선생님이 제공한 마음의 양식은 자신의 정신세계의 튼튼한 구축에 도움이 되지 않는 사실을 스스로 깨닫고 유턴을 하는 자녀를 보면서 부모는 정신적 충격을 받습니다.

그런데 이것은 다행스러운 일입니다. 왜냐하면 스스로 깨닫지 못하고 경쟁력이 없는 정신세계를 그대로 고집하면서 안주하는 자녀는 부모 입장에서 보면 더 큰 재앙의 씨앗이 되기 때문입니다. 그 재앙은 자녀의 나이 30세 이후에 돌출될 수 있기 때문입니다. 자녀 나이 30이면 부모 나이는 50~60이거나 그 이상일 수 있습니다. 수습하기 더 어렵습니다.

한석봉의 어머니 시절에는 충분히 가능성이 있었습니다. 그 시절에

글공부는 입신양명의 지름길임이 분명했습니다. 그리고 한석봉 어머니에게는 자식에게 투자하는 것이 가장 성공확률이 높은 선택이었지요. 봉양할 노부모도 계신 것이 아니고 말이죠. 그래서 지혜로운 분입니다. 그런데 지금도 그럴까요.

이것이 한국 부모님의 자녀에 대한 마음의 양식을 제공하는 문화적 패턴이 교육과소비를 촉발하게 되는 대체적인 원인이라는 증거입니다.

부모와 자녀의 오운육기체질
비교 분석이 왜 필요한가?

+

요즘 '가족끼리 왜 그래'란 드라마가 재미있습니다. 홀아버지가 혼자된 여동생 가족과 함께 3자녀를 데리고 사는 과정에서 일어나는 공감 드라마이지요. 아버지가 세 자녀를 사랑으로 길렀으나 아버지의 집을 상속해 달라는 무례한 요구에 대해 상심하며 사건이 시작되었습니다. 아버지는 세 자녀에게 소송을 걸어 학비 및 양육과정에서 들어간 비용을 모두 청구하고 압류를 걸어가며 갈등은 정점으로 치닫습니다.

아버지는 세 자녀의 심리를 꿰뚫고 압박을 하는데 성공을 하지만 세 자녀는 아버지의 의도를 모르고 곡해를 하는 심리적 설정이 매우 흥미진진했지요. 그리고 합의를 하게 되는데 3개월간 아버지가 요구하는 사항에 대해 이행을 하면서 소송을 중지하고 압류를 풀어주게 됩니다.

이때 아버지가 설정한 조건에 대해서 세 자녀는 이해를 하지 못하게 되고 오히려 3개월을 조건으로 삼은 이유에 대해서 의혹을 지우지 못합니다.

　이 드라마는 아버지의 심중을 세 자녀가 예상하지 못한다는 것에 재미가 있습니다. 자식이 아버지에게 받았던 사랑을 사랑으로 인식하지 못하고 아버지를 아버지로 대접하기 보다는 베푸는 것이 당연한 사람이라는 식으로 받아들이는 정신세계를 볼 수 있습니다. 즉 아버지에게 드릴 줄 모르는 정신세계를 만들었다는 것인데 그 원인은 아버지의 교육에도 있겠지요.

　세 자녀가 성장하여 사회에서 일정한 지위를 가지고 활동하고 있지만 업무영역 외에는 가족관계까지도 개인적인 성향을 보여 아버지를 아프게 하고 교육하게 한다는 작가의 의도가 보입니다.

부모와 자식은 심리적으로 다르다

　한 아버지와 세 자녀는 심리적으로 아주 다릅니다. 그리고 연륜을 보건대 아버지는 세 자녀를 잘 이해하고 있지만 세 자녀는 아버지를 이해하지 못합니다. 세상을 정리하고 가족의 의미를 깨닫게 해주고 싶은 아버지의 심중을 세 자녀는 모르고 있습니다.

　그래서 발생하는 갈등은 시청자의 재미를 불러일으키지만 그것을 즐기기 이전에 각성해야 할 점이 있지요. 부모의 그릇과 자식의 그릇이 다르고 개성이 차이가 있기 때문에 사건을 받아들이는 방법이 극명하게 차이가 발생합니다.

집안마다의 가치관이 다르고 자식들이 세상을 보는 관점도 아주 다릅니다. 이것이 절대로 같을 수 없다는 사실과 전혀 다르다는 것이 전혀 이상하지 않다는 사실이다.

우리는 드라마에서 이상하게 느끼지 않는 것을 실제 부모와 자녀의 사이에서는 절대로 받아들이지 않을뿐더러 견해차를 불쾌하게 생각하기까지 합니다.

즉 심리적 특성, 천성과 지성과 인성이 자신과 같다는 착각으로 자식을 대할 가능성이 높습니다. 그런데 사실은 어린 시절에 부모의 인성을 닮을 뿐이지요. 그리고 자식이 15세가 되어서 부모 보다 학교의 친구와 선생님 등 다른 사람의 인성이 제공하는 마음의 양식을 흠뻑 섭취하고 나면 부모의 인식은 착각이었음을 절감하게 됩니다. 부모님들은 내가 낳은 자식이 자신과 전혀 다른 생각을 가진 사람이었다는 사실에 대해 당혹해 한답니다. 그것을 아버지는 아주 늦게 깨달은 것이지요.

그리고 배신감을 느낄 수 있습니다. 세 자녀 중 큰 딸은 상무의 비서로서 전문성을 가진 똑 부러지는 능력을 발휘합니다. 직장에서 인성을 바르게 세운 것이지요. 그러나 가정에 와서 부모와 형제간의 역할에 대해서는 올바른 인성을 갖추지 못했습니다. 큰 아들은 병원에서 능력을 인정받는 전문의로 승승장구하고 있지만 처갓집과 부모형제에게 자신의 역할을 해내지 못하고 있지요. 오직 자신의 주장만을 내세우고 굴하지 않습니다. 의사로서의 인성을 갖추는데 성공했지만 사회적 역할을 하는데 있어서는 미숙합니다. 막내도 마찬가지로 좌충우돌이지요.
직장이나 사회생활 가족에서의 역할 모두 자신의 역할을 하지 못하고
이기적인 정신세계에서 깨어나지 못하고 있지요.

어려서 그토록 착했던 사람이 성인이 되어 부모를 모르고 오직 자신
의 입지를 위해서 치열하게 다툼을 벌여야 하는 상황을 리얼하게 그리
고 있습니다. 그것이 현실이지요. 이 세상의 모든 사람은 다릅니다. 특
히 한날한시에 태어난 쌍둥이도 그 심리가 다릅니다. 그런데 하물며
부모와 자식의 심리적 특성이 같을 수 있는가? 그럴 가능성은 절대로
없습니다.

이것이 다양성 문화를 포용하는 원동력입니다. 부모가 자식을 나와
같다고 생각하는 획일적인 정신문화에서 부모는 자신의 자식이 다른 생
각과 가치판단을 하는 그릇을 가지고 태어났음을 인정해야 합니다. 이
런 정신문화가 한국의 획일적 정신문화의 폐해에서 구해낼 수 있습니다.

부모에게 권고할 오운육기학적인 교육관

선진국 부모들의 교육관과 한국 부모들의 교육관은 엄청난 차이를
가지고 있습니다. 그 증거를 다음과 같은 일화를 통하여 설명해 보고
자 합니다.

태국의 관광지 해변에서 한국인 가족과 유럽인 가족이 휴가를 즐기고 있었다고 합니다. 아이들은 쉽게 친해질 수 있어서 해변에서 모래성을 쌓으며 한국아이와 유럽아이가 어울려 놀고 있었습니다. 그런데 갑자기 비가 왔답니다. 그러자 한국의 부모는 아이를 불러들였습니다. 노는데 열중한 한국아이가 말을 듣지 않았고, 아버지가 뛰어가서 아이를 억지로 끌고 숙소로 향했습니다. 그 과정에서 아이는 큰 소리로 울었다고 합니다.

그러나 유럽의 엄마는 우산을 쓰고 아이가 노는 것을 지켜보면서 더 놀 것인지를 물었고 아이가 더 놀겠다는 의사를 표하자 근처에서 아이의 노는 모습을 지켜보며 혹시 기상악화로 위험한 파도라도 발생할 것을 염려하는 태도를 보였답니다.

이것은 우연히 읽어본 칼럼 기사를 기억나는 대로 옮겨본 내용입니다.

한국의 부모는 자식이 가진 개성과 상관없이 부모가 제공하는 만족스러운 기준에 맞추어 만들어 놓은 마음의 양식만으로 교육하려는 태도를 견지하고 있습니다. 반면 유럽의 부모는 자식의 개성을 존중하며 자식의 능력과 행복에 맞추어 스스로 성장할 수 있는 마음의 양식을 제공하는 교육관을 가지고 있다는 증거입니다.

오운육기학이 가르치는 체질 심리의 관점은 타고난 천성과 지성을 바탕으로 진화되는 존귀한 인성을 형성할 수 있는 기회가 0~18세 까지는 부모의 주도 하에 마음의 양식을 제공하고 있다는 사실입니다.

그리고 18세 이후에는 부모의 지나친 마음의 양식 제공은 오히려 자녀의 인성 형성을 망칠 수 있으며 부모 스스로의 발목을 잡고 부모의 노후를 불행하게 할 것이라는 사실입니다.

따라서 15~18세에는 자립심을 키워서 스스로 독립할 수 있는 진로지도와 직업교육에 필요한 마음의 양식을 준비하여 제공할 필요가 있으며 이를 위해서 반드시 오운육기 체질심리 분석을 받아봐야 제대로 제공될 수 있을 것입니다.

자식을 가진 부모에게 권하는 바람직한 교육관

❶ 자녀는 태어날 때부터 부모를 닮지 않았음을 인정하라.

자식은 태어날 때의 우주와 자연에서 제공한 마음의 양식을 섭취하였으며 이때 형성된 정신세계의 씨앗으로 인생전반에 걸쳐 자신의 세계를 구축하는 존재이며 그것은 부모님도 마찬가지입니다.

❷ 자녀는 부모가 제공하는 마음의 양식을 좋은 먹거리로 인정하지 않을 수 있다.

부모는 자신의 관점으로 자식의 교육과 진로에 필요한 마음의 양식을 준비하고 편식하도록 강요하고 훈육할 경우 그 과정에서 타고난 천성과 지성을 바탕으로 정신세계를 능동적으로 구축하는 과정을 왜

곡하고 방해하고 파괴하여 최선의 경쟁력을 배양하는데 실패하도록 유도할 가능성이 더 높습니다.

❸ 자녀가 미워 보이면 부모의 정신세계의 결함이 존재함을 깨달아라.

부모의 스승은 자녀입니다. 부모의 정신세계는 완벽하지 않은데 자식보다 완벽하다고 믿는데서 문제가 발생한답니다. 부모가 보지 못하는 세계를 자녀가 만든 마음의 양식을 섭취하며 볼 수 있으며 그 관점을 이해하는 과정에서 부모는 자신의 왜곡된 정신세계를 깨우치고 진화할 수 있습니다. 그래서 자식은 부모의 인생에 주어진 최선의 마음의 양식이라는 선물이 됩니다.

❹ 부족한 자녀의 역량을 부모가 평생 책임질 수 있다는 만용을 버려라.

자녀에게 책을 읽고 이야기를 들려주고 인터넷을 통하여 정보에 접근하는 방법만으로 마음의 양식이 충분하다는 발상은 꿈입니다. 자녀 스스로 도전하고 실패하고 반복해서 훈련하는 과정에서 더 좋은 마음의 양식을 섭취하게 되며 뛰어난 능력이 발휘될 수 있습니다. 이런 실천과 도전을 통하며 겪는 고생은 자녀의 정신세계를 건강하게 구축할 수 있는 최선의 자양분입니다.

부모는 자녀의 부족한 면을 채워줄 수 있다고 믿고 도와주는 순간에 이런 마음의 양식을 섭취할 기회를 박탈한다는 사실을 명심해야 합니다.

❺ 자녀에 대한 최선의 사랑은 지켜보는 것이다.

자녀의 고통과 어리석음을 보면서 고쳐주고 가르쳐주는 것이 능사라 생각하지 말아야 합니다. 왜냐하면 자녀는 숙달된 조교가 아니라 처음 시도해보는 것이기 때문에 당연히 힘들고 서투를 수밖에 없습니다. 서투름과 어리석음을 질책하게 되면 자녀는 마음의 양식 섭취를 주저하게 되고 열정을 버리고 다시 시도하지 않으며 스스로 정신세계에 그릇을 만들지 않게 됩니다. 부모가 지켜보고 포용하는 사랑도 자식에게 마음의 양식으로 제공되는 것이며 자녀의 정신적 발전과 진화를 보장할 수 있습니다.

이상을 잘하기 위해서 부모 스스로의 오운육기체질 분석과 자녀의 오운육기 체질분석을 받아보아 무엇을 선택해야 할 것인지 깨닫는 절차가 반드시 필요합니다.

청소년 자살률이 높은
한국의 교육문화 무엇이 문제?

+

20대 청년 중 척추가 좋지 않아서 치료를 받던 환자가 있었습니다. 그런데 이 청년이 자살을 했다고 합니다. 왜 그런 선택을 했을까요?

이 청년의 육기체질인 소음궐음소음소음입니다. 매사 소심하고 꼼꼼하며 착하기까지 합니다. 그런데 아버지와 어머니가 끔찍이 위하고 어려운 일 안 생기도록 전폭적인 지지를 받으며 자랐습니다. 문제는 군대를 입대했을 때 척추가 좋지 않아 중도에 제대를 하였으며 일반인의 신분으로 한의원에서 치료를 받았지요.

그런데 이 청년은 자신이 할 수 있는 일이 없었습니다. 한의원에 와서 접수하고 치료에 대해서 어떠한 이야기를 자신이 판단하지 않아요. 아버지가 대신 와서 이야기 해주고 의견을 피력하고 거기에 그대로 순응하는 스타일입니다. 스스로 자신만의 세계에서는 문제가 없으나 주변과 소통하는데 문제가 많았습니다.

치료약을 복용하는 것까지도 부모의 통제를 받아야 했지요. 그런데 이 청년이 어느 날 자살을 택했다고 했습니다.

자세한 사항은 정신적 부검을 해봐야 하겠지만 치료를 하는 과정에서 느낀 것은 스스로 세상에 적응하기 위한 기본적인 천성과 이성을 길러주지 않았다는 생각을 했습니다. 자신의 생각을 다른 사람에게 표현하고 소통을 할 수 있는 최소한의 역량을 20세가 되기까지 기르지 않았으며 컴퓨터와 스마트폰 정도에 의존해서 살아야 했고 부모의 철저한 간섭과 보살핌으로 자신의 판단하고 결정하는 어떠한 것도 없었다는 사실 그리고 친구가 없다는 사실에 대한 우울감 등등이 스스로를 고립시켰을 것이고 그것이 자살충동을 불러일으킨 것이 아니가 추정하고 있습니다.

문제는 안타깝게도 이런 사실을 부모에게 알려주기가 어렵다는 점이지요. 자식을 너무 사랑하는 아버지의 지나친 관심과 아낌없는 보살핌. 이것이 오히려 원인이 될 수 있다는 말은 또 다른 상처를 줄 수 있기 때문이지요.

결정적인 것은 살아가면서 삶의 재미와 행복과 미래에 이룰 꿈을 마음의 양식으로 주어지 것이 없다는 사실입니다.

오직 편안하고 풍족하게 길러주고 사랑해주면 모든 것이 괜찮을 것이라는 부모의 안일한 생각도 그 원인이 될 수 있다는 사실을 확인했습니다.

청소년 자살률이 높아지는 원인 - 0~18세 천성 교육의 무지

　한국의 10대에서 20대에 이르는 시기에 사회문제화 되는 중대한 이슈는 자살입니다. 그리고 요즘 군대 내에서 사병들의 자살이 온 나라의 관심을 불러일으키고 있습니다. 왜 10대에서 20대의 꽃다운 나이에 자살이란 극단적인 선택을 하게 될까요?

　가장 큰 원인의 하나는 0~18세에 너무 과도한 서열세우기 교육에 의한 천성교육의 상대적 박탈이라 집약할 수 있습니다. 우리의 교육은 초등학교, 중학교, 고등학교, 대학교 등 정규교육을 거치면서 직업을 선택하기 위한 무한 경쟁의 노선에서 부모의 부담은 18세에서 끝나는 것이 아니라 30세 이후까지 늘어나게 되어 있습니다.

　유럽의 선진국의 교육은 그렇지 않다고 합니다. 고등학교까지 즉 18세까지 부모는 헌신적인 자녀교육을 위해 마음의 양식을 제공합니다. 그리고 자녀는 자립을 선택하게 됩니다. 물론 자질이 뛰어난 학생은 대학에 진학하게 되는데 이때 학비의 대부분은 사회적 시스템이 보장하게 됩니다.

　그리고 자신의 생활비 및 용돈은 아르바이트를 통해서 충당하고 부모에게 거의 의존하지 않게 된다고 합니다. 자립을 선택하는 학생은 직업교육을 통하여 직장에서 일을 하면서 경제적으로 독립하는 수순을 밟게 되는 연령이 바로 18세 이후인 것입니다. 부모와 사회적 여건이 자녀에게 마음의 양식을 섭취하여 자립할 수 있으며 사회에서 경쟁하면서 최선의 경제적 능력을 달성하기 위한 무한 경쟁을 시작하는 오운육기학적 섭리를 선진국은 실천하고 있는 것입니다.

그리고 부모 세대인 36~54세의 인구는 자녀 교육에 할애되는 경제력을 다른 자녀에게 집중할 수 있거나 노후 준비를 위한 저축을 선택할 수 있으며 여유 있는 삶을 즐길 수 있는 기회를 가질 수 있기도 합니다. 즉 부모가 자녀 교육을 하는데 있어서 지나친 간섭을 통하여 경제적 지출을 과도하게 할 이유가 없는 것입니다.

그런데 한국의 부모는 그렇지 못하지요. 36~54세에 대체적으로 자녀교육에 대한 투자가 끝나는 것이 아니라 54~72세까지 진행될 가능성이 있기 때문에 세대 간의 갈등은 커질 수밖에 없습니다. 이런 문제를 알고 있는 부모 세대는 선행학습 내지는 조기교육이라는 마음의 양식을 선택하여 자녀에게 편식을 시키는 악수를 두게 됩니다.

결국 이런 악수가 부모님들이 54~72세 때에 기대하는 자녀의 경제적 자립을 오히려 어렵게 했습니다. 왜냐하면 부모가 선택한 마음의 양식이라는 선행학습 내지 조기교육의 부작용은 자녀의 정신세계에서 취약한 자립심과 취업 이후 직장에서 적응하는 능력을 약화시키는 결과로 작용했습니다. 결국 자녀는 부모님의 계획과 달리 자립에 성공하지 못하는 결과에 도달했음을 확인하는 부모가 늘어나게 되었습니다.

즉 부모는 0~18세의 자녀에게 어진 마음을 내는 마음의 양식을 제공하는 선에서 끝내야 했습니다. 그런데 한국의 부모는 성적에 의한

줄 세우기 경쟁이라는 마음의 양식을 선택했고 그 결과 발생된 스트레스는 자녀의 육체적인 성장과 건강한 정신세계의 구축을 방해했으며 형제, 자매, 친지, 할아버지, 할머니, 친구, 선후배의 인간관계를 배우고 경험하며 원만한 관계를 유지하는 어진 마음을 내는 마음의 양식을 섭취할 기회를 박탈하는 어리석음을 범했습니다. 결국 자녀는 인간관계에 어진 마음을 일으키는 천성을 배울 수 있는 최선의 시기에 부모의 무모한 교육열이라는 마음의 양식으로 바꿔야 했습니다.

18세 이전에 부모의 사랑을 독식하고 가족, 친지, 친구와 다양한 만남을 격리당한 어질지 못한 천성을 가진 사람이 18세 이후에 다양한 사람을 만나야 하는 사회생활에 노출되었을 때 적응하지 못하는 것은 당연한 것입니다. 자녀와 부모 모두 약자를 보호하지 못하고 왕따, 집단폭행, 멸시 등의 태도를 보이는 인성이 있음을 알지 못했습니다. 그리고 스스로 가해자와 피해자가 되어 모두에게 상처를 주게 됩니다. 그리고 절망과 정신적 고독감을 극복하지 못하고 우울증에 빠지는 결과를 가져왔습니다. 그리고 자살률은 높아졌습니다.

우리나라가 선진국으로 발전하는데 있어서 과제의 하나가 있습니다. 그것은 부모가 선진국 부모가 가진 정도의 교육관으로 진화시키는 것입니다. 인생전반을 통찰하는 지혜로움을 바탕으로 하는 원만한 교육관을 가지지 않는 한 한국의 선진국 진입은 꿈에 불과합니다. 경쟁에 내몰리는 청소년 세대의 스트레스는 자살을 부르고 부모 세대의 끝없는 자식 양육의 집착은 노후세대의 빈곤을 불러오는데 어떻게 선진국으로 진입할 수 있을까요? 자살률이 높아지는 것은 어느 개인의 문제가 아니라 국가 사회 전 세대에 걸친 왜곡의 결과로 발생한 것입니다.

부모세대가 오운육기학의 천성이 작용하는 섭리를 이해만 하고 있어도 이런 비극을 격지 않았을 것입니다. 지금이라도 어떤 것이 좋은 먹거리인 마음의 양식인지 분별하고 선택해야 합니다.

인생은 90세

그리고 우리의 문화에서 불과 30년 전만해도 60세가 되면 회갑잔치를 했지요. 왜냐하면 그 정도 나이면 건강하게 오래 사신 것이니 축하드린다는 뜻이 담겨져 있었습니다. 그런데 요즘에는 시골에 가보면 나이 60세인 분들은 경로당에 감히 얼굴을 내밀지 못하는 어린 아이취급을 한답니다. 70대는 경로당에 얼굴을 내밀 수 있고 80세나 90세는 되어 어른 취급을 받는다고 합니다.

90대 노인이 경로당에 갈 수 없다고 하는데 왜 그러냐고 여쭈니 자식 친구가 70세 이상이 되어 경로당에 왔는데 어떻게 같이 놀 수 있겠느냐며 민망해 할까봐 자리를 비켜주었기 때문이라고 합니다.

오운육기학을 연구하면서 보니 인생의 적정 연령은 90세인 것 같습니다. 오운의 5와 육기의 6이 곱해지면 30년이라는 나이가 나오는데 이것을 두 번 하면 1갑자가 됩니다. 예전에는 이것이 수명이었을 텐데 지금은 90세가 수명인 것 같습니다. 이미 일본의 평균연령이 80세를 넘겼고 한국인도 80대를 육박하는 평균연령을 살고 있습니다.

오운으로 보면 18년을 주기로 5번 바꾸면 90이 되고, 육기로 보면 15년을 주기로 6번 바뀌면 90이 됩니다. 그런 측면에서 90세는 사람이 형성하는 정신세계의 최고점이라 할 수 있지요. 이 시기가 지나면 정신적으로 진화할 일이 별로 없는 연령이 된다는 뜻이기도 합니다.

인생이 어린 시절인 18세에 끝나는 것이 아닙니다. 그런데 이 시기에 어진 마음을 일으키는 마음의 양식을 섭취하지 못하면 인성이 황폐해져서 이후의 생애에서 어진 마음을 일으키는 마음의 양식을 섭취할 기회가 없어진다는 사실은 주목해야 합니다. 교육은 100년지 대계라고 한 것은 인간의 수명과 관련이 있는 말입니다. 특히 어린 시절의 천성교육은 인생 100년을 책임지는 의미를 가지고 있는 것입니다.

우리는 18세 이전에 국, 영, 수 과목에 집중하는 마음의 양식을 경쟁적으로 편식하고 그 결과 성적으로 줄 세우기한 서열을 근거로 나머지 80년의 전체 삶을 농단하려는 어리석은 설정을 하고 있음을 깨달아야 합니다. 이 얼마나 어리석은 교육입니까?

국·영·수를 중점 교육하는
한국 교육의 문제점은?

+

　최근 인터넷을 검색하면서 신선한 정보를 확인했습니다. 소프트웨어 교육을 받은 고교생이 국, 영, 수만 죽어라 공부한 학생보다 대학입학에 스카우트되는데 유리하다는 정보입니다. 기업은 대학을 졸업한 인재를 선택하는데 졸업생은 넘쳐나지요. 이런 상황이다 보니 기업에서 선호도가 높은 학생을 대입에서부터 선택적으로 뽑는 것이 더 유리하다는 판단이 섰나 봅니다.

　그래서 수능이나 내신보다 면접 시 실질적인 스프트웨어 기술을 얼마나 잘 습득하고 개발능력을 갖추고 있는지를 입학의 우선조건을 삼았다는 내용입니다. 국, 영, 수를 위주로 한 문과보다는 이과생에게 적용되는 추세인데 요즘 이과의 과목들이 너무 어려워서 회피하는 경향이 있는데 오히려 미래 전망은 이과가 더 좋다는 인식이 높아가고 있습니다.

과거 조선시대에는 어땠을까요? 조선시대의 교육을 보면 일단 오운 육기 중에서 오운을 마음의 양식으로 섭취시키는데 중점을 둔 교육이라고 할 수 있습니다. 천자문을 읽고 효경, 동몽선습 등을 공부하는 절차가 오운 중 어진 마음을 내포한 마음의 양식을 섭취하는 교육으로 시작했던 것이지요. 거기에 육예라 해서 선비의 교육덕목인 예, 악, 사, 어, 서, 수. 이것이 절묘하게 육기의 정보를 마음의 양식으로 제공하는 교육을 병행했습니다. 조선이 쇠하는 시기에 선비는 육예를 중시하지 않아서 굴욕의 시간을 보냈던 적이 있었습니다.

그런데 대한민국이 건국된 이래로 눈부신 경제성장을 하면서 정신교육의 지배력이 약해진 지금 돌이켜보면 조선시대에 비하여 불균형한 단점이 있습니다. 그것은 오운에 중점을 둔 천성을 깨우치고 발달시키는 교육은 무시하고 육기에 중점을 두고 정보를 마음의 양식으로 제공하는 교육에 치중하고 있다는 사실입니다. 더 큰 문제는 육기 중에서도 소양, 태음, 소음에 대한 마음의 양식만 집중적으로 제공된다는 사실입니다. 국어는 태음, 수학은 소음, 영어는 소양이지요. 엄밀하게 육기 중에서 3기를 마음의 양식으로 집중하는 기형적인 교육이 되었습니다.

좀 더 구체적으로 국, 영, 수 세과목에 문과는 인문사회, 이과는 자연과학 관련 과목을 중점적으로 공부를 하였으며 도덕, 윤리, 철학 관련 교육에 대해서는 소홀히 하는 교육문화 풍토가 고착되고 있지요. 더구나 체력을 단련하는 마음의 양식은 아예 섭취를 못하게 하는 치명적인 단점을 내포하고 있습니다. 오로지 미래의 좋은 직업을 가지고 능력을 발휘하는데 필요한 마음의 양식만을 어려서부터 경쟁적으로 자녀들에게 주입시킨 것입니다.

부모들이 알아야 할 취업문의 경쟁률

고3 학생을 둔 부모님들이 가장 신경을 쓰는 것은 자신의 자녀가 진학할 대학학과의 경쟁률이지요. 일견 대학문을 들어가기 위해서 필요한 정보이긴 합니다만 인생 90세를 놓고 생각해보면 그다지 중요한 정보가 아닙니다.

정말 중요한 정보는 자녀가 취업문을 두드리는 입사 경쟁률이지요. 또 공무원 시험 경쟁률, 그리고 각종 국가고시 경쟁률이 더 중요할 것입니다. 그런데 자녀가 취업문을 두드리는 상황이 되면 부모님의 역량으로 어찌할 수 없기 때문에 그냥 지켜보기만 하지요. 그런데 인기 직장의 경쟁률은 해가 갈수록 높아만 갑니다.

그러면 결과적으로 취업하는 사람보다는 취업에 성공하지 못하는 사람이 더 많을 수밖에 없지요. 이것을 예리하고 냉철하게 봐야 합니다. 18세 전후에서는 경쟁률이 덜한 곳을 찾을 가능성이 있으나 취업문을 두드리는 20세 중후반의 나이에서는 달리 전공영역을 바꿀 수 없다는 것이 고민이 됩니다.

그러니 자신의 진로를 결정하는 시점을 대학에 입학하고 졸업하는 시점에서는 이미 늦어요. 18세 이전에 자신의 능력과 적성 그리고 심리 분석과 해당 분야의 10년 이후의 전망 등을 예측하여 선택을 해야 안전하다는 결론에 도달하지요.

그런데 이것이 뜻대로 잘 안됩니다. 자녀의 관점에서 보면 18세에 자신의 행복을 담보할 수 있는 진로가 정말로 완벽한지 확신이 안 될 가능성이 높습니다. 그것을 탐색하고 경험할 수 있는 나이가 18세 이후인 것이기 때문에 확신을 하기 위해서 스스로 노력하고 경쟁하는 나이가 된 것입니다.

그러니 화이트칼라가 되고 골드칼라가 되는 것을 18세에 결정하는 것은 매우 위험하지요. 살아가면서 같은 연령대의 젊은이와 경쟁을 하면서 스스로의 경쟁력을 높여나가며 자기 개발을 하면서 30대 이전에 천직에 안착할 수 있는 충분한 준비를 해야 합니다.

이 경쟁에서 필요한 것은 체력과 정신력입니다. 그런데 18세 이전에 부모의 국, 영, 수 과목을 위주로 한 조기교육과 선행학습으로 피폐해진 체력과 정신력으로 18세 이후의 다양한 사람과 인간관계를 형성하고 치열한 본게임을 해야 하는데 남은 정신력과 체력이 고갈되기 쉽지요.

마라톤에서 보면 페이스메이커가 있어요. 기록이 좋은 유망주의 앞에서 첫 페이스를 끌어올려서 더 좋은 기록을 유도하는 역할을 담당하는 선수이지요. 이 사람은 자기 역할을 하다가 체력이 고갈되어 골인도 못하고 중간에서 레이스 순위를 내주고 화면에서 사라지지요. 그리고 정작 좋은 기록을 가진 사람은 좋은 기록으로 우승을 합니다. 당신의 자녀가 좋은 기록을 가진 사람의 페이스메이커 역할을 하다가 도태되는 운명에 처하지 않는지 냉철하게 생각해봐야 합니다. 어떻게 하면 좋은 기록을 남기게 할 것인지를 말이죠.

중요한 것은 마라톤 대회 수상자는 10위권 이내의 사람입니다. 나머지 수 만 명은 그냥 마니아이거나 10위권에 들어간 사람의 조연일 뿐이지요. 여러분의 자녀가 자신의 영역에서 선택받은 자가 될 가능성보다는 선택받지 않을 가능성이 더 많을 것이라는 사실을 냉정하게 인정해야 할 것입니다.

그런데 이 현상을 마음의 양식으로 삼아야 할 사람이 있다면 그것은 바로 자녀의 선택입니다. 세상은 마라톤 10위권에 선택받은 사람을 만들기 위해서 수많은 사람이 그 혜택을 보고 함께 살아가고 있다는 사실입니다. 스포츠 의류업, 스포츠 센터, 동호회, 학교의 유망주 학생, 국가의 스포츠 정책 등등 이루 헤아릴 수 없는 영역에서 수많은 사람이 자신의 역할을 하고 있다는 사실이지요. 이 역할을 하는 사람 중 한 사람이 되면 실패한 인생이 아니라는 사실입니다.

이 선택을 부모가 자녀에게 해주는 것이 아니라 자녀가 부닥치면서 찾아가서 안착할 수 있게 하면 되는 것입니다. 이것이 부모 역할이지요. **적어도 자녀에게 낙타가 바늘구멍을 통과하게 하는 가혹한 조건에서 승리하라는 마음의 양식을 주는 것은 부모가 할 일이 아닙니다.**

전인교육, 인성교육이라는 것의 의미는?

+

유럽에서는 10대 자녀가 이성 친구와 사귀지 않고 홀로 주말을 외롭게 보내면 부모가 자녀를 심리 상담을 받게 하여 무엇이 문제인지 찾아내 대인관계를 원만하게 할 수 있는 인성교육에 관심을 둔다고 합니다. 이런 수준은 돼야 전인교육이라 할 수 있지요.

우리나라 부모님은 자녀가 친구 만나러 간다면 그 시간에 수학문제 더 풀고, 영어단어 몇 개 더 외우라고 핀잔을 줍니다. 이런 상황에서 전인교육은 물 건너 간 겁니다.

왜 그럴까요?

박근혜 대통령은 군 가혹행위로 인한 자살사건 왕따 폭력, 윤일병 사건 등을 보면서 전인교육이 해결방안이며 어려서부터 바른 인성과 창의성을 기를 수 있도록 교육개혁을 주문했습니다.

여기서 전인교육과 인성교육은 무엇일까요?

『두산 백과』에 찾아보니 전인교육이라고 함은 인간의 신체적 성장, 지적 성장, 정서적 발달, 사회성의 발달을 조화시킴으로써 균형 잡힌 전일체全一體로서의 인간을 육성하는 교육이념이라 했습니다.

그리고 인성교육의 개념도 인터넷을 검색해서 찾아봤습니다. 인성교육의 개념은 지知, 정情, 의意를 조화롭게 발달시키는 교육이며, 개인적인 자아실현을 위한 가치교육이며, 사회생활을 하면서 더불어 살아가기 위한 도덕교육이라 한답니다.

대략 이렇게 설명하고 있는데 말이 쉽지 전인교육 내지는 인성교육을 어떻게 하는 것인가에 대한 수단이 문제입니다. 우리 교육에서 결려되어 있는 것은 누가, 어떻게 할 것인가? 에 대한 답이 없습니다. 아마 이렇게 할 것입니다. 도덕교육이나 역사교육 정도를 필수로 넣고 내신에서 반영하는 정도로 전인교육이나 인성교육을 했다고 할 것입니다. 그리고 점수로 반영하면서 인성이 좋은 사람이라 평가도 내리는 잣대로 편리하게 반영할 가능성이 높지요. 이런 발상을 하는 교육계를 개혁한다고요? 전인교육이나 인성교육의 개념을 주입식으로 가르치면 교육이 될 리 없지요.

요즘도 사회 활동이나, 동아리 활동, 연구 활동의 결과로 입상을 한 경력, 그리고 봉사활동을 통하여 스펙을 쌓고 그 근거를 바탕으로 전인교육 내지 인성교육이 진행되고 있습니다. 이런 것들 속에 인성교육은 분명히 있어요. 그런데 이것을 형식적으로 한다는데 문제가 있어요. 스펙을 남기기 위하여 부모나 선생님께서 협력하여 억지로 만든 증거 자료라는데 문제가 있습니다. 즉 돈으로 산 스펙이지요. 이런 과정을 거친 자녀는 오히려 전인교육이나 인성교육 측면에서 안 좋은 마음의 양식을 쌓았기 때문에 정신세계에 결코 바람직한 모습을 구축하지 못합니다.

그러니 말로만 전인교육, 인성교육을 언급하는 것으로 전인교육이나 인성교육은 이뤄지지 않습니다. 교육부나 교육청 그리고 학교에서 전인교육, 인성교육을 부르짖는다고 성과가 발생하는 것도 더더욱 아닙니다. 전인교육을 할 수 있는 문화적 풍토를 만드는 것이 전인교육과 인성교육을 할 수 있는 조건입니다.

현재 우리의 상황은 우리의 자녀가 전인교육을 받지 못해서 발생하는 자살, 우울증, 왕따, 성희롱, 공황장애 등등 각종 사회문제에 노출되는 상황을 지켜봐야 할 운명이지요. 그렇기 때문에 지금이라도 현재의 심각한 현황을 부모가 인지하고 지금 당장 전인교육에 관심을 가지는 결단이 필요합니다. 전인교육은 정부가 주도해서 할 수 있는 것이 아니라 가정교육에서 시작될 수 있기 때문입니다.

연로하신 부모님을 뵈러 가는데 학원가서 공부해야 한다고 자녀들은 데리고 가지 않습니다. 이런 말씀을 하시는 부모님은 전인교육을 이해하지 못하는 분입니다. 사실은 시간을 내서 손자가 할머니, 할아버지와 살갑게 만나서 대화를 나누는 과정이 자녀에게 마음의 양식을 제공하는 전인교육인데 이 기회를 부모가 박탈한 것이기 때문입니다. 국, 영, 수 학원에 가는 것은 다음에 해도 할 수 있는 덜 중요한 마음의 양식입니다.

그러나 할아버지, 할머니 그리고 부모님과 자식. 이렇게 3대가 한자리에서 만나 대화를 하는 것 자체가 자식에게나 부모에게나 마음의 양식이 되며 어진 마음을 기를 수 있는 기회이니 지금이 아니면 그런 기회가 없다는 사실을 인지해야 합니다.

이것을 하지 않으면 훗날 할아버지, 할머니는 돌아가실 것이고 그때쯤 자식은 성장해서 사회생활을 하면서 소중한 사람을 챙길 정신적 의미를 구축하지 못한 상태에서 부모조차도 돌아보기 어려운 인성이 될 운명에 처할 것이기 때문입니다.

이런 일련의 교육은 가정교육에서 비롯됩니다. 부모에 의해서 전인교육은 이뤄지는 것입니다. 요는 부모가 전인교육을 통해서 성장한 부모가 아니라는데 문제가 있긴 합니다. 그러나 분명한 사실은 부모, 친구, 인간관계를 멀리하고 오직 국, 영, 수만 마음의 양식으로 오해하고 열심히 섭취시켜야 인생이 열린다고 믿는 부모가 전인교육을 막고 있다는 사실을 반성하면 됩니다.

결자해지라고 부모가 전인교육을 막았으니 그것을 풀어야 할 **부모가 자녀의 전인교육의 적임자임이 맞습니다.**

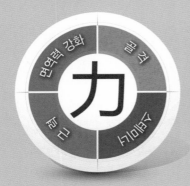

力

면역력 강화
골절
근
기미증

TEA therapy 산수유차
SOUP therapy 영양죽

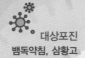

대상포진
뱀독약침, 삼황고

근육통, 관절통, 류머티스
요통, 디스크 질환, 통풍

대환단, 결통환, 삼초3환
진통MHT, 뱀독약침

성기능허약, 발기부전
조루, 전립선비대

공진단, 천잠오자환
산삼약침, 침향차
대장부010

여성질건조증, 불임증

조경단, 태반약침
공진단, 아가로

생명력을 강화 시키는 지혜
Muscle, Joint and Vertebral Bone Power Up!

제5부

먹거리 힐링
어떻게 하는가?

+

힐링은 먹는 것에서부터 시작해야 합니다. 좋은 먹거리를 선택하고

좋은 마음의 양식을 섭취해야 합니다. 그러면 힐링은 자연스럽게

일어납니다. 그 지혜가 여기 있습니다.

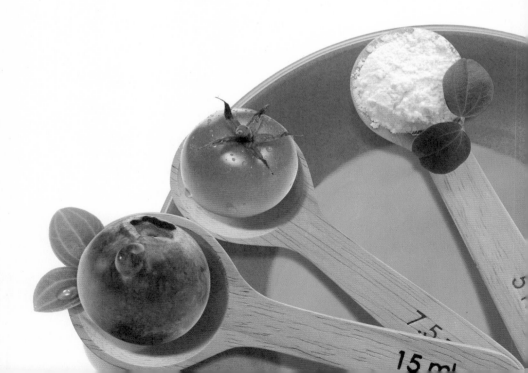

좋은 먹거리를 선택하는
힌트를 준다면?

+

몸에 좋은 음식을 먹고 싶은 사람은 모든 사람의 소박한 희망입니다. 그런데 좋은 먹거리만 먹는다고 건강해질까요? 그것은 아닙니다.

조선시대 왕들은 조선에서 가장 좋은 음식을 진상 받아 드셨습니다. 그런데 역대 왕들이 과연 건강했을까요? 운동부족과 과도한 식사로 소갈병에 시달린 제왕들이 많았다고 합니다.

그런 대궐의 악조건 속에서 가장 장수하신 영조께서는 소박한 음식을 좋아했다고 합니다. 궁중에서 기름지고 화려하고 맛있는 음식을 즐겨 자시기보다는 검소하고 담백한 음식을 좋아했다고 전합니다.

영조께서 민정을 시찰하느라 궐밖에 나가 백성들의 삶을 살폈는데 어느 날 가난한 집 저녁식사에 된장국과 보리밥뿐이었는데 부부가 행복해 하는 모습을 보시고 늦은 시간에 궐에 돌아와 된장국에 보리밥을 지어오게 하여 왕비와 함께 흉내를 내보았다는 일화가 전해집니다.

좋은 먹거리는 영조대왕처럼 찾아먹는 것이 옳습니다. 음식만 그럴까요. 마음의 양식이 되는 좋은 먹거리도 적극적으로 선택하여 섭취해야 합니다. 그냥 쉽게 구할 수 있고 몸에 해로운 마음의 양식이 있다면 손을 대지 말아야 하는 실천력이 중요한 것입니다.

마음의 양식을 과도하게 섭취하면 병이 되는 원리

사람의 병은 마음의 양식을 과도하게 섭취한 쪽에서 원인을 제공한 것입니다. 예를 든다면 대장암 환자를 전문적으로 치료하는 전문의가 대장암에 걸린다든가 간암 전문의가 간암에 걸리는 것과 같은 이치라고 보시면 됩니다.

축구선수가 발을 잘 다치는 것은 당연한 것이고요. 야구선수의 어깨나 팔에 문제가 많이 발생해서 선수생명이 단축되는 일을 많이 봅니다. 이렇게 경쟁력이 있는 인체의 기능이나 정신적 기능이 병의 원인을 제공하는 것입니다.

그런데 원인을 제공하는 곳에서 병이 나는 것이 아니라 약해진 곳에서 병이 나는 것이지요. 속된 말로 엄한 놈 옆에 있다가 벼락 맞는다고 강한 기능 옆에서 기능을 보조하다가 힘들어지는 경우입니다. 거기서 병이 발생하는 것입니다.

궐음의 기운이 강한 사람은 궐음을 마음의 양식으로 편식하기 때문에 지혜롭지만 기술과 기획을 하느라고 몸안의 소음과 태양의 기운을 약화시킵니다. 그러니 궐음의 기운이 강한 사람은 간기능계, 뇌혈관계, 비뇨기계, 영양면역계 질환을 앓을 수 있습니다. 이것을 쉽게 말하면 바람기가 많은 사람이 바람을 많이 피우면 병이 온다는 관점으로 이해하면 쉬울 것입니다.

소음의 기운이 강한 사람은 소음을 마음의 양식으로 편식하기 때문에 세심하고 꼼꼼하며 추리력은 강하나 긴장을 많이 해서 몸 안의 양명과 태음의 기운을 약화시킵니다. 그러니 소음의 기운이 강한 사람은 비위소화기기계, 대장과 폐호흡기계 질환을 앓을 수 있습니다. 이것을 쉽게 말하면 앞길이 보이지 않는데 기다리지 않고 마음 졸이면 병이 오는 이치로 이해하면 쉬울 것입니다.

태음의 기운이 강한 사람은 태음을 마음의 양식으로 편식하기 때문에 논리적이고 합리적이나 노심초사를 많이 해서 몸 안의 태음과 소양의 기운을 약화시킵니다. 그러니 태음의 기운이 강한 사람은 폐호흡기, 비소화기, 삼초자율신경계, 담내분비계의 질환을 앓을 수 있습니다. 이것을 쉽게 말하면 논리적인 사람이 무조건 논리적으로 부합되는 조건만 찾으면 일은 해결되지 않고 병만 온다는 이치로 이해하면 쉬울 것입니다.

소양의 기운이 강한 사람은 소양을 마음의 양식으로 편식하기 때문에 사교적이나 너무 남의 눈치를 보느라 몸안의 태양과 궐음의 기운을 약화시킵니다. 그러니 소양의 기운이 강한 사람은 뇌혈관계, 간기능계,

방광비뇨기계, 영양면역계 질환을 앓을 수 있습니다. 이것은 쉽게 말하면 놀기 좋아하는 사람이 주변 사람 분위기 좋게 하려다 실속 챙기지 못하고 병만 얻는다는 이치로 이해하면 쉽습니다.

양명의 기운이 강한 사람은 양명을 마음의 양식으로 편식하기 때문에 가치 판단과 결단이 빠르나 조바심이 많아 몸 안의 소양과 소음의 기운을 약화시킵니다. 그러니 양명의 기운이 강한 사람은 심혈관계, 생식기계, 자율신경계, 내분비계의 질환을 앓을 수 있습니다. 쉽게 말하면 게임에서 이기길 좋아하다 큰 판에서 지면 병만 얻는 이치로 이해하면 쉽습니다.

태양의 기운이 강한 사람은 궐음을 마음의 양식으로 편식하기 때문에 자기주장과 리더십이 강하나 의기소침하기 쉬워 몸 안의 양명과 궐음의 기운을 약화시킵니다. 그러니 위와 대장의 소화기계나 상기도 질환, 간기능계와 뇌혈관계 질환을 앓을 수 있습니다. 이것을 쉽게 말하면 자기주장대로 무엇이든 관철시키다 안되면 병만 얻는 이치로 이해하면 쉽습니다.

질병을 예방할 수 있는
먹거리 찾는 방법?

+

마음의 양식을 선택하는 방법에서 질병을 예방하는 방법이 존재합니다. 부모님은 자녀에게 국, 영, 수를 집중적으로 마음의 양식으로 섭취시켰습니다. 그렇다면 태음, 소양, 소음에 해당하는 마음의 양식이 과도하게 섭취된 것입니다.

결국 아래의 표에서 해법을 찾는다면 태음경병, 양명경병, 태양경병, 궐음경병이 발생할 가능성이 높다는 뜻이지요. 결국 태음경과 양명경과 태양경, 궐음경에 들어가서 작용하는 한약이나 음식을 섭취하면 질병을 예방하고 치료할 수 있는 효과를 기대할 수 있게 됩니다.

그래서 공부를 많이 하는 수험생 학생에게 태음경에 들어가는 녹용, 진피, 용안육, 연자육 같은 약을 처방할 수 있습니다. 양명경에 들어가는 인삼, 백출, 맥문동 같은 약이 처방될 수 있는 것입니다. 태양경에 들어가는 복령이나 석창포가 들어가며, 궐음경에 들어가는 두충, 결명자 같은 한약이 처방될 것입니다. 이것은 한약이고 음식으로 한다면 1장에 수록된 6개의 표에서 찾으면 됩니다.

궐음의 기운이 강한 사람	소음경병	심혈관계 질환
		신 비뇨생식기계 질환
	태양경병	소장 영양 면역계 질환
		방광비뇨기계 질환
소음의 기운이 강한 사람	양명경병	위 소화기계 질환
		대장상기도 질환
	태음경병	비 소화기계 질환
		폐 호흡기계 질환
태음의 기운이 강한 사람	태음경병	비 소화기계 질환
		폐 호흡기계 질환
	소양경병	담 내분비계 질환
		심초자율신경계 질환
소양의 기운이 강한 사람	태양경병	소장 영양 면역계 질환
		방광 비뇨기계 질환
	궐음경병	심포뇌혈관계 질환
		간 기능계 질환
양명의 기운이 강한 사람	소음경병	심혈관계 질환
		신 비뇨생식기계 질환
	소양경병	담 내분비계 질환
		심초자율신경계 질환
태양의 기운이 강한 사람	양명경병	위 소화기계 질환
		대장상기도 질환
	궐음경병	심포뇌혈관계 질환
		간 기능계 질환

그런데 입으로 섭취하는 먹거리만으로 대안을 찾으려면 반쪽만 수단으로 활용하는 것입니다. 몸과 마음으로 마음의 양식을 섭취하는 부모님의 배려는 이 대목에서 더 필요로 하는 선택이며 이 과정을 통하여 자녀 스스로 마음의 양식을 찾아가는 지혜를 주어야 합니다.

가령 태음경에 질병이 발생한다고 가정해보십시다. 소화가 안되고 식욕이 떨어지며 감기에 걸렸다고 한다면 이것을 해결하기 위해서 어떠한 마음의 양식을 선택할 수 있을까요? 아래 표를 보세요.

태음의 기운을 강화시키는 환경에서 태음의 기운을 보완하는 마음의 양식을 만들면 되지요. 예를 든다면 습기가 많은 사우나에 가서 복부를 따뜻하게 찜질하고, 마사지를 받으며 따끈한 탕을 만들어 태음의 기운을 강화시키면 문제를 해결할 수 있습니다.

우리는 질환에 따라서 좋은 음식만 양식으로 섭취한다고 힐링했다고 할 수 없습니다. 좋은 음식 뿐 아니라 좋은 체험을 통하여 마음의 양식을 만들어야 합니다. 그래야 실질적인 힐링을 통하여 몸과 마음을 모두 치유할 수 있기 때문입니다.

12경 질환	마음의 양식 만들기 예
간 기능계 질환	조용한 풍광이 있는 장소에서 여가를 즐기거나 산악 트래킹
심포뇌혈관계 질환	
심혈관계 질환	깨끗한 산사 또는 명상센터에서 명상과 휴식을 취함
신 비뇨생식기 질환	
폐 호흡기계 질환	따뜻하고 촉촉한 환경에서 몸을 따뜻하게 힐링하는 체험, 핫요가
비 소화기계 질환	
삼초자율신경계 질환	따뜻한 환경에서 단체 여행을 통하여 사교를 통한 스트레스 해소
담 내분비계 질환	
위 소화기계 질환	맑고 서늘한 환경에서 축구 등 체육활동을 통한 승부
대장상기도 질환	
소장 영양 면역계 질환	수영장이나 해수욕 요트나 윈드서핑 등과 같은 레저 스포츠
방광 비뇨기계 질환	

농협에는 농산물을 생산하는 단지에서부터 수확, 가공, 유통 과정을 모두 연계하고 있습니다. 이 과정에 소비자에게 제공하는 마음의 양식만을 상품화시키지 않고 있다는 점이 안타깝다는 생각이 듭니다.

상품만 파는 과정에서 이익을 추구하지 수확, 가공, 유통 과정을 소비자에게 참여시키고 이해를 구하고 그 과정에서 함께 힐링을 위한 마음의 양식을 제공하는 프로그램은 더 많은 인력을 채용하고 더 많은 소비자의 관심을 이끌어낼 수 있는 입지를 갖추고 있습니다.

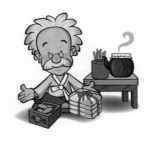

한국인의 주식 –
밥, 김치, 된장?

+

　우리는 건강에 좋은 음식을 좋아합니다. 그것을 먹으면 당연히 몸이 좋아지고 건강해질 것 같이 생각하지요. 그런데 과연 그럴까요? 몸에 좋은 음식을 365일 매일 먹으면 그것은 편식입니다. 몸에 좋은 음식을 매일 먹다가 어느 날 몸에 좋지 않은 음식을 먹으면 어떻게 될까요? 당연히 배탈이 날 가능성이 높습니다. 이렇게 체질에 맞는 음식을 편식하는 것은 좋지 않습니다.

　건강한 사람은 평시에 음식을 골고루 섭취하는 것이 지혜로운 섭취 방법입니다. 몸에 좋은 음식만으로 편식하는 것은 독을 쌓아놓는 것과 같습니다. 그렇다고 주식을 매일 먹지 말라는 것은 아닙니다. 한국인의 주식은 매일 먹어도 상관이 없습니다. 병이 들거나 병이 없거나 체질을 불문하고 매일 먹어도 됩니다. 한국인의 주식은 무엇일까요? 그것은 밥입니다. 그러니 밥을 체질에 따라서 골라 먹는다면 뭔가 힘들어질 것 같지요. 현실적으로 밥을 골라 먹는 것은 의학적으로 권하고 싶지 않습니다.

단지 밥을 지을 때 쌀 한가지로 짓는 것은 금해야 합니다. 오곡을 고르게 섞거나 두 가지 이상의 곡물을 섞어서 짓는 것이 건강식이지요. 여기까지는 누구나 알지요. 그런데 그 다음은 어찌할까요?

이 대목에 대한 지혜가 『황제내경』에 기록되어 있습니다. 식사를 하는데 기본적으로 반찬을 먹게 되어 있고, 후식을 섭취할 수 있는 지혜가 있지요. 물론 애피타이저도 준비되어 있어야 합니다.

오과, 오축, 오채라는 것을 알면 그 답이 있습니다. 일단 오과는 주식인 오곡을 보조하는 역할을 합니다. 그래서 식사 후 후식인 디저트로 선택할 수 있습니다.

오축은 단백질 공급원으로 오곡과 오과, 오채로 섭취할 수 없는 고농도의 단백질과 지방을 공급할 수 있으나 주 영양원으로 선택하기에는 어려움이 있습니다. 그래서 매일은 아니지만 주기적으로 섭취하면 이익이 된다고 했습니다.

오채는 오곡으로 지은 밥만으로 섭취하기에는 한계가 있어서 오곡의 단점을 보충하는 작용을 합니다. 그래서 국 또는 반찬의 형태로 섭취할 수 있도록 밥상 위에 보충시켰습니다. 애피타이저로 선택하기도 합니다.

이 배합을 보면 사람에게 필요한 오대 영양소인 탄수화물, 단백질, 지방, 미네랄, 비타민 등을 고르게 섭취할 수 있습니다. 그러니 오축,

오과, 오채에 관련된 좋은 먹거리는 체질별 식재료 목록표에서 선별하면 됩니다.

오미/음식	오곡	오과	오축	오채
신맛	보리, 팥, 밀	사과	개	부추
쓴맛	수수	살구	염소	쑥갓
단맛	기장, 피쌀	대추	소	시금치
매운맛	현미, 율무	복숭아	말	파, 마늘
짠맛	콩, 서목태	밤	돼지	미역
작용/역할	영양, 주식	보조 디저트	기력을 더한다.	보충 반찬, 국, 애피타이저

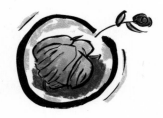

건강에 적신호가 켜졌을 때
선택하는 밥?

+

우리는 병이 났을 때 가장 먼저 식욕이 떨어진다는 것을 느낍니다. 그리고 열이 나고, 힘들고, 피곤하다는 것을 느낍니다. 이럴 때 기운을 내기 위해서 밥을 많이 먹고, 고기반찬을 많이 해서 먹는다면 어떻게 될 것일까요? 체할 가능성이 높아지고 병이 더 깊어질 가능성이 높겠지요.

오히려 소화가 잘되는 음식을 먹고 충분히 쉬면서 체력이 회복되기를 기다리는 것이 더 효과적이지요. 그래서 병이 날 것 같으면 어른들은 죽을 쑤어서 식사를 거르지 않게 하면서 충분히 누워서 휴식을 취할 수 있는 환경을 만들어주었던 것입니다. 그리고 잘 자고 툭툭 털고 일어나 일상으로 돌아가는 많은 경우를 보았을 것입니다.

여기서 주목할 점은 소화가 잘되는 밥이라는 것이 무엇일까요? 그것은 바로 죽입니다. 죽은 소화기에 부담을 덜 주면서 기력을 회복시키고 몸이 휴식을 취할 수 있는 충분한 기회를 제공합니다.

오곡은 오장육부를 돕는 효과가 있습니다. 그러니 쌀(현미), 보리, 조, 콩, 기장 등을 넣어서 죽을 쑤어서 먹는 방법이 좋습니다. 오곡 죽은 체질을 불문하고 소화를 촉진하고 체력을 증진하는 건강한 식사인 것입니다. 우리는 이제 쌀(현미), 보리, 조, 기장, 수수, 콩, 녹두, 팥 등을 고르게 섭취할 필요가 있습니다.

건강에 적신호가 켜진다면 가장 먼저 주식인 오곡에서 답을 찾아야 하고 오채, 오과, 오축으로 보완을 해야 합니다. 그것도 간편하고 소화가 잘되도록 조리하는 식단을 준비해야 합니다.

즉 단순 식단을 준비하는 것인데 일반적으로 오곡, 오채, 오과, 오축으로 밥, 국, 반찬, 애피타이저, 디저트 등을 화려하게 준비하는 것은 절대로 피해야 합니다. 단순하게 오곡, 오채, 오과, 오축을 체질에 따라 선택한 간단한 죽과 김치나 간장 정도의 아주 간단한 식단으로 준비하는 것이 옳습니다.

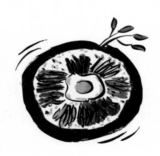

체질에 맞는 음식을 선택하는 때
편식은 힐링의 수단?

+

우리의 문화에서 건강을 유지하고 질병을 예방하고 싶은 식단을 생각하는 분들이 많습니다. 이런 경우 선택과 집중이 중요한데 이것이 영 미련한 경우가 많습니다.

다음과 같은 선택의 묘에 따른 허실을 따져 보시죠.

건강기능식품을 선택하여 복용하는 방법

예전에는 한약을 환절기에, 면역력이 저하될 때 보약을 처방해서 복용했다면 요즘에는 건강기능식품을 선택하여 복용합니다. 그리고 가장 선호하는 건강기능식품은 역시 홍삼이지요.

그런데 생각해봐야 합니다. 이것을 어느 정도 복용해야 할까와 어느 정도의 량을 선택하는 것이 좋을지 생각해야 합니다. 대부분 식품이기 때문에 장기적으로 복용하면 무조건 좋아지는 것이라 생각하기 쉽습니다. 그러나 이것은 잘못된 상식이지요. 일정한 효과가 있다면 그 반대편에 반드시 부작용이 있다는 사실입니다.

그러니 부작용이 없는 건강기능식품은 없다고 봐야 합니다.

건강기능식품을 선택하는 것은 일단 평시에 골고루 식사를 한다는 가정 하에서 선택하는 것이지요. 그래서 건강보조식품이라는 용어를 쓰기도 합니다. 단 기능성을 인정받거나 기능성이 확정된 고시된 원료를 일정함량 이상 함유한 경우 기능식품이라고 하는데 실상은 보조식품이지요. 즉 주식으로 먹는 밥 외에 보조할 수 있는 식품이라는 뜻입니다. 그러니까 오곡 말고 오채, 오과, 오축 같은 것을 의미하기도 합니다.

일반적으로 균형 잡힌 식단을 선택할 경우 별도로 농축 가공된 식품을 추가로 섭취할 이유가 없으나 역시 나이가 들면서 면역력이 저하될 경우 선택하는 것은 당연한 것입니다.

그런데 식사를 잘하지 않고 건강기능식품 내지 보조식품만을 선호하는 분들이 있는데 이것은 위험천만한 발상이니 절대로 금해야 합니다.

가능하면 1개월 내지 3개월 정도 섭취하다가 중지하는 것이 필요하며 전문 한의사나 의사의 지도를 받으며 선택하는 것이 안전합니다.

체질에 맞는 식재료 선택 복용하는 방법

인삼 또는 홍삼, 프로폴리스, 홍곡, 블루베리, 아로니아 등 기능성 식재료가 시중에 널려있습니다. 그런데 어떤 정보를 들었는지 이중에서 한 가지를 선택하게 됩니다.

가령 가장 흔한 홍삼을 선택했다고 가정합시다. 이 경우 홍삼을 구매해서 어떻게 복용해야 하는지 한의원에 상담을 요청하는 분들이 있습니다만 요즘은 그런 분들 없습니다.

왜냐하면 정관장에서 다려 먹는 방법을 아주 잘 알려줬기 때문입니다. 일단 무조건 다려서 파우치에 넣어서 냉장고에 보관해놓고 하루 2~3회 복용합니다. 그리고 그 효과를 기대하는 분들이 많지요.

그 다음은 효소를 만든다고 해서 설탕에 재워 3개월 정도 숙성한 다음에 발생된 껄쭉한 액을 취하여 따뜻한 물에 희석시켜 복용하는 방법을 선택합니다.

혹자는 제분소에 가서 분말해서 꿀로 환을 지어 달라고 하여 하루 3회 20~30알씩 나눠 복용하는 분들도 있습니다. 즉 일반적인 식사를 하면서 부가하여 체질에 맞는 식재료를 가공하여 별도로 복용하는 방법을 선택합니다. 그렇기 때문에 자신의 체질을 제대로 알고 거기에 맞는 식재료를 선택하는 것은 반드시 필요합니다.

일반적으로 식재료 특히 건강에 좋다는 재료들을 생산하고 판매하는 분들은 거의 만병통치 수준으로 홍보를 합니다. 그러니까 판매자의 이야기를 들으면 안되는 질환이 없을 정도로 모든 질환에 다 잘 듣는다는 이야기를 하니 절대로 믿으면 안되겠지요.

건강에 좋은 식재료는 분명히 그것이 잘 맞는 질환과 체질이 따로 있어서 궁합을 맞춰 봐야 합니다.

여기서 힐링코드 프로그램을 활용할 필요가 있는 것입니다. 스스로의 체질을 세심하게 구분할 방법이 별로 업습니다. 그리고 세상에 널려 있는 수많은 몸에 좋은 음식은 무엇을 선택해야 할지 모를 정도로 혼돈스럽기 때문입니다.

그러니 몸에 좋은 식재료를 알려드리는 것을 잘 파악하고 거기서 마음에 맞고 몸에 좋다는 정보의 빈도가 높은 식재료를 선택하는 것이 내 몸에 궁합이 가장 잘 맞는 음식이라는 것을 아시고 선택하시면 잘못될 가능성이 거의 없습니다.

주식은 편식하면 안 되지만 체질에 맞는 식재료는 편식을 해도 무방합니다. 다만 2~3개월 이상 지속적으로 복용하는 것은 전문 한의사의 상담을 통하여 선택하는 것이 안전할 것입니다. 왜냐하면 홍삼제품도 너무 오랜 시간 복용하면 혈압이 높아질 수 있으며, 양파 즙도 오랜 시간 먹으면 하혈이나 장출혈을 유발할 수 있습니다. 이렇게 특정한 기능성이 있는 음식을 오랜 시간 장복할 경우 몸에 좋을 수도 있지만 반대로 숨겨진 부작용이 발생할 수 있습니다.

체질에 맞는 한약과 식재료를 혼합 복용하는 방법

당뇨, 고혈압, 고지혈증, 간질환, 천식, 결핵, 중풍, 류머티즘관절염, 심장병 등등의 만성적인 질환을 앓고 있는 분들은 오랜 시간 질병에 노출되어 있었기 때문에 많은 천연물질을 복용해 본 경험이 많습니다. 그리고 식품원료가 아닌 한약에 해당하는 성분과 식품공전에 수재되어 있는 식품원료가 되는 재료를 혼합하여 비교적 일정한 방향에 치료효과를 유발할 수 있는 민간약을 선택하고 있는 분들이 많습니다. 이런 경우가 매우 어려운 경우이긴 합니다만 일반적으로 경험자의 이야기를 듣고 그 경험자를 믿고 같은 효과가 날 것이라는 생각으로 접근하기 때문에 매우 위험한 경우가 많습니다.

가령 엄나무가 좋다고 해서 다려서 내린 즙을 3개월이고 6개월 지속적으로 복용하는 경우입니다. 필자 친구의 경우 간이 약했는데 사철쑥(인진)이 좋다는 이야기를 듣고 개울가에 자라는 인진을 모두 베어서 가족들에게 나눠주고 친구들에게 나눠주고도 남겨 놓고 3년 정도를 지속적으로 복용했습니다. 그러면 안 된다는 충고도 막무가내였습니다. 그런데 문제가 발생했지요. 만성 간염 정도였던 증상이 오히려 간경변 증상으로 악화되었습니다. 결국 오래 살지 못하고 세상을 떠났지만 몸에 좋은 식재료 혹은 한약을 수개월에서 수년을 많이 복용한다고 몸이 좋아지는 것은 아닙니다. 오히려 독이 되지요.

이런 경우는 가능하면 소량으로 희석해서 조금씩 복용하는 것이 좋

은데 가능하면 진찰을 받고 복용량과 복용방법을 상담하여 지도를
받고 조심스럽게 시도하는 것이 유리하고 안전합니다.

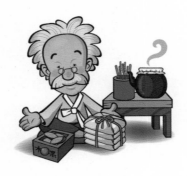

체질에 맞는 조리법
선택 방법은?

+

우리가 먹는 음식은 어떻게 해서 먹느냐에 따라서 그 효과가 달라집니다. 예를 들어볼까요? 마늘이 좋은 음식인 것은 맞지요. 그런데 이것을 구워먹는 것과 효소를 내서 먹는 것. 삶아서 먹는 방법, 쪄서 먹는 방법, 튀겨서 먹는 방법으로 생각해 볼 수 있습니다. 각 방법에 따라서 효과가 같을까요? 일반적으로 같은 성분을 섭취하는 것이니 효과가 같을 것이라 생각할 수 있으나 실상은 다릅니다.

마늘을 발효시켜 복용할 경우 자율신경계에 영향을 주는 물질로 작용할 것이며, 말려서 복용할 경우 위와 장에 도움을 주게 되고, 기름에 튀겨서 복용할 경우 신장에 도움을 주며 심혈관에도 도움을 줍니다. 쪄서 복용할 경우 폐호흡기에 도움을 주고, 싹을 내어 통째로 갈아 먹으면 간기능에 도움을 줍니다. 마늘을 염장하여 장아찌를 만들어 먹을 경우 신방광에 도움을 주지요. 이렇게 한 가지 식재료도 필요에 따라서 그 약성을 이끄는 방향에 따라서 달리 작용할 수 있답니다.

체질에 따라서 선택할 수 있는 조리법과 그 선택의 묘를 알려드립니다.

궐음이 강한 사람은 볶음음식과 냉침음식을 권합니다. 바람이 불고 기술적인 노동을 많이 해야 하는 날에도 볶음음식과 냉침음식이 좋습니다. 이런 날 돼지고기 두루치기나 따뜻한 커피, 시원한 냉차로 목마름을 달래는 것도 좋은 해결책이다. 당귀차나 산수유차라면 더욱 좋을 것입니다.

소음이 강한 사람은 지짐, 구이, 탕, 찜을 권합니다. 안개가 많이 끼거나 황사가 불어서 시야가 뿌연 날씨에도 지짐, 구이, 견과류, 탕, 찜으로 답답함을 시원하게 풀어주어야 합니다. 앞길이 꽉 막힌 차안에서 강냉이나 육포를 씹으며 스트레스를 푸는 것은 그만한 이유가 있는 것입니다. 안개가 많이 낀 날 사천탕면을 먹는 것은 사천 지방에 안개가 많이 끼기 때문입니다.

태음이 강한 사람은 발효 숙성, 탕 찜이 좋습니다. 날씨가 흐리고 비가 올 것 같이 잔뜩 찌푸린 날 몸까지 무겁다면 발효 숙성한 막걸리 한 사발을 마시면서 삼계탕을 먹는 것도 좋은 메뉴 선택입니다. 무거웠던 몸이 가볍고 속이 시원해짐을 느낄 것입니다.

소양이 강한 사람은 쌈이나 비빔음식 그리고 냉침음식이 좋습니다. 날씨가 덥고 뜨거운 날이 되면 김밥을 싸거나 밥을 비벼 주먹밥을 만들고 시원한 사이다나 콜라를 싸가지고 소풍을 가고 싶어집니다. 이런 날 당귀차나 연잎차를 마시는 것도 좋은 선택입니다.

양명이 강한 사람은 발효, 숙성, 볶음음식이 좋습니다. 맑고 깨끗하며 청명한 날씨에 열심히 일을 하다보면 발효 숙성한 막걸리 한 잔에 돼지고기 볶음을 곁들이는 것이 제격입니다. 가을걷이를 하는 농부에게는 이런 새참이 쉽게 연상됩니다.

태양이 강한 사람은 쌈, 비빔음식, 지짐과 구이가 좋습니다. 비 오거나 춥고 눈 오는 날씨에는 하던 일을 멈추고 앉아서 비빔국수나 야채로 만든 만두를 쪄놓고 빈대떡이나 녹두지짐이나 구이요리도 차가워진 몸을 따뜻하게 덥혀줄 수 있습니다. 이런 날 구름이 많이 꼈을 테니 발효 숙성된 막걸리 한 잔도 함께 생각날 것입니다.

	궐음	소음	태음	소양	양명	태양
조리법	볶음, 차, 냉침음식	지짐, 구이, 탕, 찜	발효, 숙성, 탕, 찜	쌈, 비빔, 냉침음식	발효, 숙성, 볶음음식	쌈, 비빔, 지짐, 구이

• 체질차의 선택

	궐음	소음	태음	소양	양명	태양
체질차	당귀차, 산수유차	오미자차, 생강차, 인삼차	오미자차, 작약차	당귀차, 연잎차	작약차, 산수유차	생강차, 인삼차, 연잎차

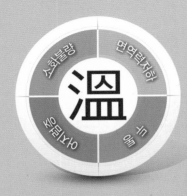

TEA therapy 인삼차, 생강차
SOUP therapy 삼계죽

소화불량, 복통, 설사
급성위염, 만성위염

**소적건비환, 이중탕,
소화MHT**

두통, 이명, 소화불량
메스꺼움, 어지럼증

**우황환, 반하사심탕
반하백출천마탕**

무기력, 소화불량
식욕부진, 면역력저하

보중익기탕, 인삼차

몸을 따뜻하게 하는 지혜
Warm body!!

제6부

힐링과
소통의 기술?

+

오운육기학이 긍극적으로 가르치고자 하는 경지는
여기에 있습니다. 스스로 마음의 양식으로 마음의 상처를 힐링하고
그 상처를 제공한 상대와 소통을
하면서 화합하며 함께 행복을 추구하는 지혜가 여기 있습니다.

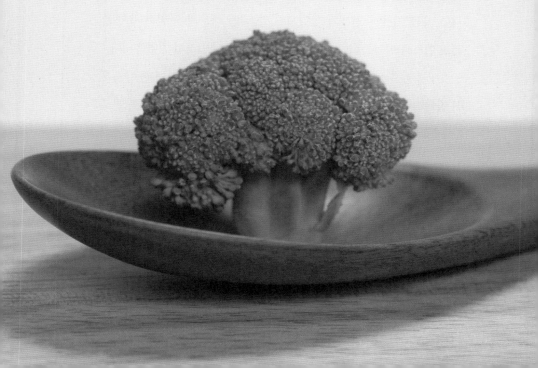

마음의 양식으로
힐링할 수 있는가?

+

　세월호 참사 이후 우리나라 국민은 대단히 광범위한 마음의 양식을 섭취했다고 봅니다. 세월호 희생자 가족은 단원고 학생 가족과 일반인 희생자 가족이 의견을 같이하지 않았습니다. 정부 여당과 야당의 서로 다른 입장과 견해가 있었고요. 청해진 해운과 구원파 유병언 가족의 입장이 있었습니다. 해경의 입장과 해군의 입장이 있었습니다.

　그것을 조사하는 검찰의 입장이 있었고 판단을 내리는 판사의 입장이 있었습니다. 이런 복잡한 상황에서 청와대, 국무총리와의 관계 그리고 해양수산부의 관계 등등이 복잡하게 얽히고설킨 관계가 존재하고 있습니다. 그리고 전 국민의 입장이 존재하고 있겠지요. 이 모든 것은 모두 같지 않았으며 서로간의 이해관계에 따라서 의견을 달리하며 수많은 갈등과 충돌 그리고 상처받은 가슴을 부여잡는 사람이 많았습니다.

우리는 느낍니다. 이 모든 것을 모아서 정리해보면 거기서 폭넓은 사건의 실체와 해결책 그리고 향후 대책이 모두 도출될 수 있다고 믿습니다. 그리고 시간은 지날 것이고 우리나라의 시스템을 지금보다 훨씬 안전한 나라로 바뀌어 있을 것이라 믿고 싶지요.

분명한 사실은 우리나라의 시스템에서 세월호 참사는 헤아릴 수 없는 마음의 양식이 만들어졌으며 이것이 정부시스템, 국회, 국민의 마음 그리고 개개인의 정신세계에 지대한 영향을 미쳤다는 것은 사실입니다. 그리고 그것은 변화를 도출하기 시작했습니다. 그리고 치유 중에 있다는 사실을 확인하고 싶은 희망이 존재하고 있습니다. 이 대목에서 우리는 어떤 대사를 통하여 정신세계에 힐링의 지혜로 작용하게 될까요? 이것을 알아봅시다.

오운을 마음의 양식으로 할 경우

오운은 어려운 것이 아닙니다. 사람은 100년도 살지 못하는 짧은 인생을 살아가기 때문에 1년을 살아가며 마음의 양식을 섭취하고 이것을 반복하면서 일정한 운을 감지하고 분별하여 정신세계에 구축하게 됩니다. 여기서 중요한 것은 이것을 하려고 노력하지 않는 가운데에서도 자연스럽게 사람은 본능적으로 오운의 습성을 따르는 기억이 존재하는 것 같이 따르게 된다는 사실입니다.

문제는 욕심과 감성이 있어서 이런 마음을 혼란스럽게 한다는 사실이나 결국은 욕심과 감성조차도 본능적인 마음을 일으키는 오운에 따라서 일으키는 섭리라는 점입니다. 그래서 오운을 마음의 양식으로 삼으려면 긍정적으로 일으키는 마음을 관찰하고 오래 머물지 않고 흐르는 대로 따르며 관찰하는 과정에서 자연스럽고 조화롭게 조절됩니다.

목운과 어진 마음

목 주운이 작용하는 시기는 1월 20일~4월 1일까지 입니다. 목은 만물이 발생하는 기운을 일으킵니다. 이런 시기에 우주는 어린 싹을 발생시키고 기르는 작용을 마음의 양식으로 삼을 때 정신세계에서 일으키는 작용이 있습니다. 어린 싹을 기르는 마음으로 어진 마음을 정신세계에 구축하고 일어나게 합니다. 그러니 목운이 지배하는 시기에 마음의 양식을 삼으면 정신세계에서 구축되는 천성은 어진 마음인 것입니다. 어진 마음이 있기 때문에 여리고 어린 새싹들이 보호받으며 자랄 수 있고 성장하여 스스로 살아남을 수 있는 것이다. 어진 마음은 정신세계에서 만물의 생장을 돕는 마음인 것입니다.

화운과 예를 지키는 마음

화 주운이 작용하는 시기는 4월 2일~6월 15일까지 입니다. 화는 만물이 크게 자라는 기운을 일으킵니다. 이런 시기에 우주는 길게 자라면서 더 많은 햇볕을 받으려는 작용을 마음의 양식으로 삼을 때 정신세계에서 일으키는 작용이 있습니다. 크게 자라는 마음에 경쟁하면서 잘 자라고 못 자라는 서열이 정해지는 예를 지키는 마음을 정신세계에 구축하기 위해 경쟁합니다. 화운이 지배하는 시기에 마음의 양식을 삼으면 정신세계에서 구축되는 천성은 예를 지키는 마음인 것입니다. 예가 있기 때문에 만물은 무성하게 가지를 뻗고 더 많은 열매와 꽃을 피우려 노력하면서 생명력을 극대화 시킬 수 있는 것입니다. 예를 지키는 마음은 경쟁을 하면서 세력을 키우는 마음인 것입니다.

토운과 믿음을 지키는 마음

토 주운이 작용하는 시기는 6월 16일~8월 29일까지 입니다. 토는 만물이 조화하며 열매를 맺도록 하는 기운을 일으킵니다. 이 시기에 나무는 땅에서 양분을 빨아들이고 햇볕을 받아서 광합성을 하고 영양을 만들어 열매를 키우게 되고 새와 곤충은 수정을 돕는 등 조화로운 협동작용을 마음의 양식으로 삼을 때 정신세계에서 일으키는 작용이 있습니다. 만물이 저마다의 능력을 발휘하며 서로를 도우며 조화하며 믿음이라는 정신세계를 구축하여 서로에게 이익을 가져갈 수 있도록 합니다. 토운이 지배하는 시기에 마음의 양식을 삼으면 정신세계에서 구축되는 천성은 믿음을 지키는 마음입니다. 믿음이 있기에 나무는 양분을 취할 수 있으며 광합성을 할 수 있고 날아드는 곤충과 새들의 방문을 용인할 수 있는 것입니다. 조화할 수 있다면 거기에는 믿는 마음이 같이하기 때문입니다.

금운과 의로운 마음

금 주운이 작용하는 시기는 8월 30일~11월 9일까지 입니다. 금은 토운에서 만들어낸 열매와 결실을 수확하는 기운을 일으킵니다. 이 시기에 만물은 결실을 맺어 풍성한 열매와 오곡백과가 무르익으며 농부는 수확물을 걷는 시기가 된 것입니다. 들판에 가득한 수확물을 늦지 않게 수확하기 위해서는 뜻이 맞는 사람끼리 의기가 투합해야 하니 이 때를 마음의 양식으로 삼으면 정신세계에서 구축되는 마음이 의로운 마음입니다. 가치가 있는 일에 대해서 같은 수확해야 한다는 같은 뜻을 가진 사람이 협력하여 원하는 공동의 이익을 취하게 되는 이치입니다. 금운이 지배하는 시기에 마음의 양식을 삼으면 정신세계에서 구축되는 천성은 의로운 마음인 것입니다. 의로운 마음이 있기 때문에 뜻이 맞지 않으면 가차 없이 갈아엎는 마음을 낼 수 있는 것입니다. 수확을 하려면 의로운 마음이 함께해야 하는 이치인 것입니다.

수운과 지혜로운 마음

수 주운이 작용하는 시기는 11월 10일~다음해 1월 19일까지 입니다. 가을이 지나고 추운 겨울이 와서 만물이 생장을 멈추고 내년을 위해서 몸을 감추는 시기인 것입니다. 동물들은 겨울잠을 자기 위해서 땅속이나 나무속을 파고들며 에너지를 소모를 최소화하기 위해서 잠을 청합니다. 나무는 잎을 모두 떨구고 풀은 씨앗을 뿌리고 말라죽습니다. 이렇게 자신의 생명을 지혜롭게 감추면서 혹독한 겨울의 기후를 넘기려는 작용을 마음의 양식으로 삼을 때 정신세계에서 일으키는 작용이 있습니다. 그것은 만물의 지혜는 다음해 봄에 새로운 세대의 생명으로 우주를 가득 채우게 된다는 사실입니다. 즉 수운이 지배하는 시기에 마음의 양식을 삼으면 정신세계에서 구출되는 천성은 지혜로운 마음인 것입니다. 지혜로운 마음이 있기 때문에 혹독한 시련 속에서 만물은 멸종되지 않고 종족을 보존하며 다음 세대로 유전되는 것입니다. 몸을 감추는 자연의 작용에는 지혜로운 마음이 같이하는 이치인 것입니다.

오운으로 힐링하는 방법

이것을 힐링을 할 수 있는 마음의 양식으로 선택하는 지혜를 짜내면 다음과 같은 표로 설명할 수 있습니다.

	힐링을 위한 마음의 양식	키워드
목운이 강한 사람	내기를 통한 경쟁으로 마음에 쌓인 스트레스를 다스림	禮
화운이 강한 사람	먹거리를 찾아서 믿을 수 있는 에너지 충전 및 소통	信
토운이 강한 사람	친구나 뜻이 맞는 사람과 의기투합하여 여가활동	義
금운이 강한 사람	퍼즐이나 바둑 장기 등의 수를 연구하면서 즐김	智
수운이 강한 사람	꽃이나 애완동물 또는 텃밭을 경작하며 마음을 소통함	仁

사람은 자신도 모르는 사이에 자신의 이성적 충격으로 인한 상처를 치유하기 위해서 위 표와 같은 힐링을 선택합니다. 그리고 새로이 마음

을 다잡고 에너지를 충전하게 되어 있습니다. 그런데 이것 이해하기 어렵지요.

실질적인 예를 들어 설명해 보겠습니다. 사람이 그렇듯이 대중도 그런 힘이 작용합니다. 세월호 참사가 국민에게 준 마음의 양식을 가지고 분석을 해보면 이렇습니다.

세월호 참사를 계기로 해경이 주도하는 시신 인양을 위한 수색에서 잠수업체는 경쟁 구도에서 다양한 경쟁의 타깃이 되었습니다. 다이빙벨 등 새로운 기술을 접근하면서 이익을 볼 수 있는 틈새를 비집고 다양한 관심을 이끌어내는 사기꾼 그리고 '기래기(?)'들의 활동이 경쟁을 벌렸습니다. 이런 현상은 예라는 이성적 잣대로 보면서 바로 잡아가게 되었습니다.

단원고 희생 학생 유가족은 정부의 야당과 서로 신뢰를 가지고 영향력을 발휘할 수 있는 구도를 형성했고 일반인 희생자 유가족은 여당과 정부에게 신뢰를 가지고 협력 구도를 형성하면서 대립하는 구도를 형성하게 되었습니다. 이렇게 신뢰를 바탕으로 힘을 결집하는 구조를 통하여 문제를 해결하는 움직임이 있었지요.

검찰은 유병언과 그 측근들을 검거하기 위해서 노력했으며 유병언의 시신을 찾아내고 자식을 수배하고 자금관리에 관여했던 측근들을 인터폴에 수배의뢰를 하는 등 의롭다고 믿는 공권력을 발동하면서 청해진의 윗선에 대한 응징을 시도했습니다. 이런 일련의 과정도 힐링을 위한 일련의 수순으로 진행되었습니다.

정부는 세월호와 같은 참사가 일어난 원인을 분석하면서 어떠한 대책을 세워서 향후 같은 참사가 발생하지 않을 대책을 수립하기 시작했으며 국무총리실 아래에 국가안전처와 같은 부처를 신설하면서 위기관리 능력을 극대화시키는 대책을 마련하기 시작했습니다. 이것도 힐링을 위한 일련의 수순이라 할 수 있습니다.

세월호에서 희생당한 사람의 유족들에 대한 보상 대책을 준비하고 있으며 단원고 학생을 위한 정부단위의 치유대책을 수립하고 회복시키기 위한 조치가 진행되었다. 이런 일련의 대책들은 실질적인 피해자에 대한 위안과 향후 삶에서 도움을 줄 수 있는 혜택을 주면서 상처받은 마음을 힐링하는 효과를 거두게 되는데 이것은 어진 마음을 베푸는 방향으로 작용하는 일이었습니다.

이런 다섯 가지 방향으로 힐링이 일어나고 있다는 사실을 모아보면 결국 오운이 힐링하고 있다는 사실을 확인할 수 있습니다. 이렇게 일련의 활동들이 힐링하는 방향으로 작용하게 되는데 마찬가지로 마음을 다스리기 위해서 행사하는 활동 등은 일정한 효과를 기대할 수 있을 정도로 마음의 변화를 유도할 수 있는 힘이 있음을 알 수 있습니다. 이것은 숨겨진 에너지입니다. 그리고 대중의 스트레스 분출구가 될 수 있습니다.

한 예로 중3, 고3 학생이 수험준비로 찌들어 있는 경우 공부만 하라고 닦달할 것이 아니라 예쁜 화분이나 애완견을 선물하며 여유를 가지고 마음을 소통해 보라고 권하는 것 이것이 인성교육이며 힐링입니다.

따라서 오운을 힐링의 수단을 활용하는 지혜를 사업화 한다는 발상은 미래를 위한 창조적 영역으로 각광을 받을 것이 확실합니다.

육기를 마음의 양식으로 할 경우

육기는 지역적으로 구현되는 날씨의 변화입니다. 이 날씨 변화가 마음에 작용할 경우 정신세계에서 구축되는 지성이라는 존재가 있습니다. 여기까지는 이미 전술하였으니 잘 아실 것입니다. 그런데 그 지성이라는 것에서 통솔, 지혜, 추리, 논리, 사고, 신념 등 심리적 특성이 일으키는 작용에 대해서 어떤 정신적인 작용이 이런 정신적인 정보로 구축되고 있는지는 전술한 바가 있지요. 그럼에도 불구하고 육기가 일으키는 지성은 천성에 비하여 이해하기 어렵고 난해한 측면이 있습니다.

이것은 오운이 일으키는 천성은 정신세계에서 아날로그적인 정보 패턴을 보인다고 비유할 수 있는 반면에 육기가 일으키는 지성은 디지털 정보에 비유할 수 있습니다. 아날로그 사진은 정보의 량을 계산하기 어렵지요. 찍힌 그대로가 현상되기 때문입니다. 그런데 디지털 정보는 다르지요. 같은 영상을 50만 바이트에서 보는 것과 1,000만 바이트로 저장된 것을 보는 것이 차원이 다르지요. 정보의 가치가 아주 달라지는 측면이 있습니다.

육기를 마음의 양식으로 받아들이게 되면 정신세계에서 대사를 일으킵니다. 정보처리기능이라고 할 수 있는 장치를 연상해보면 됩니다. 그리고 음식을 섭취해서 탄수화물이나 지방 그리고 단백질의 대사 사이클이 존재하듯이 정신세계에서도 그런 대사과정을 거치면서 해당 정보를 구축하여 저장한다고 연상해보십시오.

이것을 현대 심리학에서는 설명하고 있지 않으나 『황제내경』 소문 영란비전론에서는 비교적 상세하게 설명하고 있습니다. 물론 직역해서는 알 수 없고, 이것을 깊이 분석하면 다음과 같은 논리가 숨어 있답니다.

사람은 사물의 변화를 보면서 마음의 양식을 섭취합니다. 이런 작용을 마음에서 한다고 합니다. 그리고 그 마음의 작용을 일으키는 주인을 자아라고 하지요. 그래서 '누가?'라는 의문에 합당한 정보를 집착합니다. 그리고 그 정보를 축적하고자 합니다. 태양기운이 강한 사람이 이런 경향을 보이면서 태양의 기운을 정신세계에 구축하면서 통솔이나 리더십을 강화시키는 에너지를 분출하게 됩니다.

소양의 기운이 강한 사람은 사물의 변화를 보면서 마음의 양식으로 섭취한 정보를 기억하는 정보에 친화력을 보입니다. 그래서 '어디서?'라는 의문에 합당한 정보를 모아서 저장하게 됩니다. 이것이 공간정보로 정신세계에 구축되면서 자아 이외의 존재에 대한 강한 유대감을 보이며 소양의 기운을 정신세계에 구축하면서 사고력이나 소통력을 강화시키는 에너지를 분출하게 됩니다.

양명의 기운이 강한 사람은 사물의 변화를 보면서 마음의 양식으로 섭취한 정보를 기억하고 오랜 시간 지워지지 않는 정보에 친화력을 보입니다. 그래서 '무엇을?'에 합당한 정보를 모아서 저장하게 됩니다. 이 것이 가치정보에 해당하는데 양명의 기운을 정신세계에 구축하면서 신 념이나 가치관을 강화시키는 에너지를 분출하게 됩니다.

소음의 기운이 강한 사람은 사물의 변화를 보면서 얻는 기억된 정보 를 바탕으로 변화되는 원리를 추정하면서 일으키는 생각 정보에 친화 력을 보입니다. 그래서 '언제?'에 합당한 정보를 모아서 저장하게 됩니 다. 이것이 시간정보로 소음의 기운을 정신세계에 구축하면서 추리나 자신감을 강화시키는 에너지를 분출하게 됩니다.

태음의 기운이 강한 사람은 사물의 변화를 보면서 얻은 생각을 바탕 으로 과학적이고 합리적이며 공정한 사고에 도달하는 논리 정보에 친 화력을 보입니다. 그래서 '왜?'에 합당한 정보를 모아서 저장하게 됩니 다. 이것이 인과정보로 태음의 기운을 정신세계에 구축하면서 논리를 통하여 과학성과 합리성을 강화시키는 에너지를 분출하게 됩니다.

궐음의 기운이 강한 사람은 사물의 변화를 보면서 논리적인 원칙이 실제 현실에서 잘 부합되고 있는지 확인하고 적용하려는 정보에 친화 력을 보입니다. 그래서 '어떻게?'에 합당한 정보를 모아서 저장하게 됩 니다. 이것이 지혜정보로 궐음의 기운을 정신세계에 구축하면서 지혜 에서 비롯된 기술 기획 능력을 강화시키는 에너지를 분출하게 됩니다.

마음의 양식이 일으키는 상처와 힐링

마음의 양식이 섭취되면 사람의 정신세계에서는 어떤 작용이 일어날까요? 음식물이 섭취되면 흡수, 분포, 대사 과정을 거치게 됩니다. 이와 같은 방식으로 마음의 양식도 흡수, 분포, 대사 과정을 거치게 됩니다. 그것을 흡수, 분포, 대사라고 말하기 어렵고 이렇게 구분해 볼 필요가 있습니다.

마음의 양식 발생

사람은 가장 먼저 물질정보든 정신정보든 접촉하게 되면 마음의 양식으로 발생시킬 것인지 처리되지 않아도 되는 하찮은 정보로 버릴 것인지 선택을 하게 됩니다. 그러니까 마음의 양식으로 발생시키는 것은 거의 무의식적으로 일어나게 되지만 이런 시절은 자신의 자아가 발달되지 않은 시절입니다. 자기의식을 가지고 능동적으로 선택하는 상황에 처하게 되면 마음의 양식이 저절로 발생하지 않지요. 이때는 의도적으로 발생시켜야 합니다.

천성과 지성을 발생시키는 오운과 육기의 자극은 당연히 무의식적으로 마음의 양식으로 발생되어 정신세계에 각인됩니다.

분명한 사실은 정신적으로 일정한 성장이 이뤄진 사람은 처음보고 알지 못한 새로운 정보에 접하게 되면 당연히 마음의 양식으로 발생시켜야 합니다.

마음의 양식 인지

사람은 살아가면서 복잡하고 헤아릴 수 없이 다양한 세상 물정에 접합니다. 그리고 그것은 인지합니다. 문제는 마음의 양식으로 인지할 것인지 아니면 그냥 정보로 인지하고 버릴 것인지의 구분이 있습니다. 학교에서 공부를 하고 부모님이 가르치는 중요한 정보는 모두 마음의 양식으로 인지 됩니다. 그냥 지나가는 버스 소리나 라디오에서 흘러나오는 방송음 그리고 알지 못한 소음은 흘러버리지요. 이런 것을 마음의 양식으로 인지하지 않습니다. 그런데 마음의 양식이 발생하는 것과 인지하는 것은 어떤 차이가 있을까요? 마음의 양식이 발생하는 것은 새롭게 인지된 정보를 각인시키는 것이 발생이라면 이렇게 발생시킨 정보와 유사한 정보가 섭취될 경우 이것을 정신세계에 발생시킨 정보와 유사한 정보라 인식하는 것입니다. 그러니 발생과 인식은 그 자체가 다른 정신활동이라 이해해야 합니다.

마음의 양식 갈등

정신세계에서 마음의 양식을 발생시키고 인지하는 과정에서 갈등이라는 것이 만들어집니다. 이것은 정상적인 정신활동을 하는 모든 존재에게 발생하는 현상이지요. 갈등이 없다면 그 사람의 정신세계는 진화할 수 없습니다. 그 이유는 마음의 양식을 발생시키고 인지하는 과정에서 문제가 발생하기 때문입니다. 마음의 양식으로 발생시킨 정보와 마음의 양식으로 인지한 정보가 왜곡을 일으키기 때문입니다. 가령 내가 가장 좋아하고 예뻐하는 여자 친구를 마음의 양식으로 발생시켜 애인으로 접수해 정신세계에 각인시켰습니다. 그런데 이 여자 친구가 점점 시간이 지나면서 미워지고 마음에 들지 않는 짓을 하면서 스트레스를 가하는 것입니다. 그러니 이 친구에 대한 마음의 양식은 애인으로 각인되었는데 이것이 미워지고 스트레스를 주는 여자라는 마음의 양식으로 인식되는 것입니다. 그러니 발생시킨 애인과 인식된 밉고 스트레스 주는 여자라는 정보는 서로 조화롭지 않고 마음의 갈등을 유발하게 됩니다. 결국 이 여자를 지속적으로 애인으로 삼을 것인지 스트레스를 주는 여자이니 헤어질 것인지 갈등하는 국면으로 맞이합니다.

이 갈등 국면은 본격적인 문제를 만들어내는 국면이 아닙니다. 정신세계에서 갈등과 인지 국면이 지속될 가능성이 더 높지요. 그러나 이 상태로는 다음으로 발전된 정신세계를 열어가지는 못합니다.

마음의 양식 충돌

마음의 양식은 발생, 인지, 갈등의 국면을 지나게 되면 출동하는 국면을 만들어 냅니다. 편의상 위의 예를 계속하여 살펴봅시다. 여자 친구를 애인을 삼는 발생, 밉고 스트레스를 주는 여자로 인식, 여자 친구를 애인으로 계속 인정할 것인지 아니면 헤어질 것인지 갈등하는 절차까지 진행되었습니다.

이 여자 친구가 다른 남자와 데이트를 즐기는 것을 우연히 봤습니다. 그래서 여자 친구에게 항의하니까 오히려 여자 친구가 적반하장으로 다른 친구를 만나면 안 되냐고 항의를 하며 절교를 선언했습니다. 이런 상황까지 가면 그 다음은 마음의 양식에 접수된 이 상황이 충돌로 발전하게 됩니다. 겉으로는 그래 헤어진다 하고 그 여자를 놓아 보낸 것 같지만 정신세계에 각인된 정보는 그냥 지워지지는 것이 아니랍니다. 정신세계에서는 충돌을 일으키면서 상처를 입게 됩니다.

자신의 못난 점을 자책하고 그 여자를 그리워하는 마음과 다시 마음을 돌려세워서 마음을 맞춰보고자 하는 마음이 충돌합니다. 그리고 마음의 상처를 입습니다. 그렇게 해서 돌아오지 않는 애인을 잃었다는 상실감에 괴로워할 수 있지요.

마음의 양식 치유(힐링)

마음의 양식이 갈등과 충돌 상황에 처하게 되면 상처 받은 마음에 괴로워합니다. 그리고 그 괴로움을 느끼는 순간부터 이것을 치유하기 위한 정신세계의 작용이 일어납니다. 그러니 고통이 없으면 치유가 일어나지 않아요. 물론 고통이 없다면 상처받은 것도 없기 때문에 치유할 필요도 없지요.

위의 예에서 애인에 대한 실망과 상실감 그리고 다시 만날 수 없는 그리움 등이 상처를 주었고 그것으로 괴로워했다면 점차 그럴 정도 사랑스럽지 않은 지조와 쉽게 다른 남자에게 마음을 줄 수 있는 여자라는 폄하 등 인식을 통하여 자신을 위로하게 됩니다. 그리고 마음에서 각인된 애인을 삭제하게 되지요. 그리고 새로운 공간을 남겨놓게 됩니다. 이런 과정이 치유과정입니다.

　이런 경험이 자신의 마음을 상처에서 안전하게 보호하기 위해서 몇 가지 교훈을 남기고 앞으로 같은 패턴의 마음의 상처를 받더라도 같은 고통을 받지 않도록 정비된 정신세계를 구축하게 됩니다.

마음의 양식 소통

　정신세계도 현실세계와 같습니다. 정보의 처리 과정에서 발생하는 난코스가 존재하고 그것을 반복하면서 보다 효율적인 처리 과정이 만들어지게 됩니다. 이렇게 매뉴얼화 될 경우 훨씬 안정적으로 빠르고 편리하게 대사 처리가 됩니다.

　현실세계에서 존재하는 고속도로와 같은 정신세계에 형성된 마음의 양식이 편리하고 안전하고 빠르게 처리되는 고속도로가 만들어질 수 있지요. 이것을 마음의 양식이 소통되는 고속도로라 합니다.

　사실 매사 마음의 양식을 발생시키고, 인식하고, 갈등하고, 충돌하고, 치유하는 과정을 반복하기에는 정신세계가 너무 복잡하고 처리할 정보가 폭주하게 되어 있습니다. 그러니 많이 경험하고 처리하는 노하우가 많이 쌓인 영역으로 빨리 소통할 수 있는 영역이 만들어집니다. 이렇게 진화되는 것을 정신세계가 강화되었다고 말합니다. 정신력이 강한 사람은 바로 마음의 양식이 소통되는 구조를 가지고 있는 것입니다. 그래서 어려운 난제에 직면해도 쉽게 해결하고 안전하고 편리하고 빠르게 결과를 도출할 수 있는 능력이 발휘되는 것입니다.

오운육기학이 가르치는
힐링의 개념(힐링심법)은?

+

사람은 태어나면서부터 우주와 자연 그리고 인간이 제공하는 수많은 시련과 고통을 받을 수밖에 없습니다. 그리고 적응하면서 성장하는데 이 과정을 모두 힐링이라는 개념으로 이해할 수 있습니다.

예를 들어봅시다. 여름에 캠핑을 갔다가 모기에게 다리를 물렸습니다. 한 군데도 아니고 여러 군데를 마구 물려서 쓰리고 가려 워서 참을 수 없고 긁으면 피가 납니다.

이럴 때 저라면 삼백이황고라는 한약으로 만든 연고를 바르고 기다리면 가려움증도 갈아 앉고 붉게 물든 피부도 진정이 되는 것을 경험합니다.

이렇게 피부에 상처가 발생하면 연고를 바르고 피부가 치유되도록 약을 바르고 치료를 합니다. 그리고 피부에 생긴 상처는 치유되는 것을 확인할 수 있습니다.

우리의 일상에서 흔히 볼 수 있는 일입니다. 이런 일련의 행위가 몸에 나타나는 것이 아니라 정신세계의 상처로 나타나는 현상이 있다는 것입니다. 몸에 상처를 입듯이 정신에 상처를 입고 괴로워 할 일들이 많은 것입니다.

오랜 시간 용돈을 모으고 적금을 타서 목돈을 만들어 자전거를 한 대 샀습니다. 그런데 그 자전거가 산악자전거라서 좀 비쌉니다. 이것을 잘 타기 위해서 보호 장구를 마련하는 데에도 비슷한 돈이 듭니다. 이렇게 모든 준비를 맞추고 내일이면 친구들과 첫 시승을 하려고 했는데 도둑이 들어와 산악자전거를 훔쳐갔습니다.

잠자고 일어나 산행을 나서려고 장비를 점검했는데 자전거가 없어진 사실을 알았습니다. 이때 발생하는 정신적 상처는 팔이 하나 잘라지는 듯한 상실감을 느끼게 할 것입니다.

이런 상실감은 그냥 소독제를 바르고 소염제나 조직재생을 돕는 약을 바르고 먹는 정도로 해결되는 일들이 아니지요. 상당한 트라우마가 1개월에서 수개월 지속될 것이며 쓰라린 마음은 결국 치유될 것입니다.

오운육기학의 힐링의 개념은 마음의 상처를 어떻게 치료하는가에 주목해야 하니 오운의 개념에서 찾아야 합니다. 마음의 상처를 치유하는 심리치료 이것을 전통적인 용어로 심법이라고 합니다. 이 책에서는 이것을 힐링심법이라고 명명하고자 한다.

힐링심법이란?

힐링심법에 대한 재미있는 일화가 있어서 소개합니다.

만공 선사가 어린 시절 스승인 경허 선사와 함께 탁발을 나왔습니다. 당시 절에서 탁발을 나온 마을까지 산을 여러 개 넘어야 하는 먼 거리에 탁발로 받은 곡식을 등에 짊어지고 돌아가는 중이었습니다. 어린 만공은 스승에게 등짐이 무거우니 조금 쉬었다가 가자고 졸랐습니다. 그러자 경허 선사는 길가에 물동이를 이고 지나가는 아낙에게 다가가 귀를 잡고 입을 맞췄습니다. 그러자 이 아낙은 이고 가던 물동이를 내 팽개치고 지나가는 돌중이 치근덕거린다고 고래고래 소리를 질렀습니다. 이 소리를 듣고 뛰어나온 마을 사람들이 손에 몽둥이를 들고 경허 스님과 만공 스님을 잡기 위해서 쫓아오기 시작했습니다.

만공 스님은 큰일났다싶어 저 만치 앞서 도망가는 스승을 뒤쫓아서 걸음아 날 살려라 냅다 뛰었습니다. 동네가 멀찌감치 보이는 고갯마루에 다다를 때쯤 뒤쫓아 오던 동네 사람도 제풀에 지쳐서 추적을 포기했는지 뒤따라오는 기색이 없었습니다. 그제야 도망치던 걸음을 멈추고 한숨을 돌렸습니다. 그리고 제정신을 차린 만공은 스승의 파계행을 걱정했습니다. 그리고 스승에게 물었습니다. 아까 어쩌자고 지나가는 아낙에게 추행을 하셨는지 그 죄를 어떻게 하실 것인지 걱정되는 안타까운 마음이 얼굴에 묻어나고 있었습니다.

그러자 경허 스님은 껄껄 웃으면서

"너는 아직도 나의 파계행을 여기까지 가지고 왔느냐. 나는 아까 거기에 놓아두고 왔느니라. 그것은 그렇고 그렇게 힘들어서 죽겠으니 쉬어가자고 하는 마음은 어디에 두고 왔느냐. 그렇게 힘이 없는데 어떻게 여기까지 뛰어올 힘이 있었지?"

그러고 보니 만공 스님은 등에 짊어진 짐이 무겁다는 사실을 느끼지 못하고 있었습니다. 이상의 일화에서 힐링심법의 묘미가 숨어 있습니다.

힘들고 위기감이 감돌고 죄책감에 두려움이 가득 찬 마음이 갑자기 안타까운 마음과 걱정스러운 마음 그리고 안도하는 마음으로 바뀌는 현상 이런 현상이 바로 힐링인 것입니다.

모든 마음은 항상 한결 같은 것이 없습니다. **시시각각 변화하는 마음에 따라서 변화하는 마음을 다스리는 이치가 있으니 이것이 힐링심법입니다.**

이성적인 마음에 머물기

지나가는 가여운 강아지를 보았을 경우 측은하고 귀엽다는 마음이 머물게 됩니다. 이런 상태를 어진 마음에 머물렀다고 합니다. 예의 바른 아가씨가 지나가면서 목례를 했습니다.

그리고 그것을 보면서 참으로 예의 바른 아가씨라는 생각이 들면서 기분이 좋아졌습니다. 이런 상태는 예를 따르는 마음에 머물렀다고 합니다.

선생님께서 가르침을 주시고 있는데 그 말씀을 듣다 보니 선생님에 대한 신뢰가 느껴지면서 어떤 말씀을 해도 믿음직했습니다. 이런 상태를 믿음을 지키는 마음에 머물렀다고 합니다. 친구와 함께 오늘 저녁에 만나 저녁식사를 하자고 약속을 했으며 시간 맞춰서 나가보니 친구가 먼저 나와 기다리고 있었습니다. 그 친구와의 우정이 여전함을 느꼈습니다. 이런 상태를 의로운 마음이 머물렀다고 합니다.

아침에 일어나 창밖을 보니 까치가 울었습니다. 오늘은 어떤 좋은 일이 일어날 것인지 기대가 되는 마음으로 TV에서 방송되는 오늘의 날씨 예보를 듣고 있었습니다. 저녁에 모임이 있는데 길을 떠나도 되는지 알아보고 싶었습니다. 이런 상태는 지혜로운 마음에 머물렀다고 합니다.

욕망에 마음 머물기

사람의 마음은 욕망에 사로잡히기 쉽습니다. 일단 욕망에 빠지게 되면 충족시킬 때까지 멈추기 어려운 상황에 빠지기 쉽습니다.

일을 하면서 돈을 많이 벌기 위해서 한다면 재물욕에 마음이 머물러 있기 때문입니다. 공부를 할 때 남이 나의 우수함을 알아주기를 바란다면 명예욕에 마음이 머물러 있기 때문입니다.

먹기 좋은 떡을 보고 침을 삼키게 되면 식욕에 마음이 머물러 있기 때문입니다. 힘들면 쉬고 싶고 잠을 자고 싶게 되는데 수면욕에 마음이 머물러 있기 때문입니다. 아름다운 여자를 보면 가슴이 두근거리는데 색욕에 마음이 머물러 있기 때문입니다.

감성에 마음 머물기

사람은 부당함을 보거나 스스로를 알아주지 않으면 분노가 치밀게 됩니다. 이때 마음에는 분노가 머물고 있는 것입니다.

스스로를 믿어 주거나 성취가 있을 때 기쁨을 감추기 어렵습니다. 이때 마음에는 기쁨이 머물고 있는 것입니다. 친구와 뜻을 같이 하거나 남이 나를 몰라줄 때 생각이 많아집니다.

이때 마음에는 생각이 머물고 있는 것입니다. 묘책을 찾아야 할 때나 남을 정복하려 할 때 근심과 걱정 그리고 슬픔에 빠집니다. 이때 마음에는 근심이나 걱정 또는 슬픔이 머물고 있는 것입니다.

약한 자를 보살펴야 할 때나 바빠서 휴식을 취하지 못할 때 두려움과 놀람에 빠집니다. 이때 마음에는 두려움과 놀람이 머물고 있는 것입니다.

힐링심법의 원리

　심법이라는 것은 마음을 쓰는 방법을 의미합니다. '마음 쓰기' 이것이 심법입니다. 마음을 쓰기 이전에 사람이 쓰는 마음에 대해서 이해해야 합니다. 그런데 마음 쓰기 이전에 마음의 양식을 발생시키고 인지하는 절차가 필요하겠지요. 그래야 마음을 쓸 수 있습니다. 이미 마음의 양식을 발생시키고 인지하는 것도 마음 쓰기의 준비이기 때문입니다.

　사람이 쓰는 마음은 세 가지가 있습니다. 이성적인 마음, 욕망, 감성입니다. 사람은 이 세 가지 중 하나를 반드시 쓰게 됩니다. 무언가 마음에 채우는 것이 있게 됩니다. 그리고 이 사실을 기억합니다. 정보화시켜서 각인시키는 것입니다. 이 각인된 정보가 지속적으로 마음을 지배합니다. 이 정보는 정신세계의 지성에 해당하는 영역인 것입니다.

　이렇게 각인된 정보를 보다 긍정적인 정보로 바꾸어 다시 각인시켜 더 이상 집착하는 마음을 지워서 새로운 마음이 일어나도록 유도한다면 훨씬 편안해질 수 있습니다.

　이 과정이 바로 마음의 양식을 발생시키고 마음의 양식을 인식시키는 작용입니다. 이 과정에서 다양한 이성, 감성, 욕망을 발생시키고 인식시키는 작용을 일으키는 것입니다.

　심법의 요체는 마음이 어디에 머물러서 어떠한 고통을 가하고 있는지 인지하는 것이고 그 다음은 마음을 어디로 움직일 것인지를 선택하는 것입니다. 왜 그런가 하면 마음을 그대로 머물게 하면 갈등과 충돌을 일으키기 때문입니다. 그리고 상처를 받고 치유되는 과정에서 마음에 길이 나게 되어있습니다.

우리는 한결같은 마음을 좋게 보려는 집착이 있습니다. 항상 인자해야 하고 항상 정의로워야 하고 항상 멋있어야 합니다. 그런데 항상 이라는 욕망에 사로 잡혀서 정신세계에서 갈등과 충돌에 노출시키게 됩니다. 항상 마음을 유지하기 위해서는 마음이 움직이면서 발생하는 이성, 욕망, 감성과 충돌을 일으키지요. 그렇기 때문에 심법은 갈등과 충돌을 뛰어넘어 충돌로 발생한 상처를 치유(힐링)하는 마음으로 되돌리는 것이 진정한 힐링심법인 것입니다.

힐링심법의 요결

힐링심법은 다음과 같은 순서로 진행합니다.

1단계 : 갈등을 일으키는 마음이 무엇인지 탐색합니다.

자신의 마음에 무엇이 머물고 있는지 스스로를 바라보는 순간부터 이미 힐링은 시작되고 있습니다. 마음속에는 아래 표와 같은 이성과 감성과 욕망이 각인되어 있습니다. 이렇게 각인되어 있는 마음 중 어디에서 갈등을 일으키는지 탐색을 하면 됩니다.

예를 들어봅시다. 공황장애는 마음이 어디에 머물고 있을까요? 수의 감성인 공포와 놀람에 머물고 있으며 정신세계에서 대사가 이뤄지지 않기 때문입니다.

목	화	토	금	수
어진 마음	예를 따름	신(믿음)	외로움	지혜로움
물욕	명예욕	식욕	수면욕	색욕
분노	기쁨	생각	근심, 슬픔	공포, 놀람

우울증은 금의 감성인 근심 슬픔에 머물고 있기 때문입니다. 망상증은 토의 감성인 생각에 머물고 있기 때문입니다. 조증은 화의 감성인 기쁨에 머물고 있기 때문입니다.

호색한은 그 마음이 수의 욕망인 색욕에 머물고 있기 때문입니다. 불안신경증은 마음이 화의 욕망인 명예욕에 머물기 때문입니다. 화병은 그 마음이 목의 감성인 분노에 머물고 있기 때문입니다. ADHD는 마음을 둘 곳을 찾지 못하고 있기 때문입니다. 불면증은 마음이 토와 금의 감성인 생각, 근심에 머물고 있기 때문입니다.

2단계 : 상생의 방향으로 마음을 움직여야 합니다.

힐링심법을 쓸 경우는 마음이 이성에 머물 때 보다는 욕망과 감성에 머물 때 갈등과 충돌을 일으킵니다. 그런데 갈등과 충돌을 일으키는 순간을 보면 그 원인에는 반드시 이성이 존재합니다.

마음이 욕망에 머물 경우 욕망이 상생하는 감성으로 마음을 움직이는 것이 갈등과 충돌로 발생하는 상처를 쉽게 치유할 수 있게 됩니다. 예를 든다면 마음이 명예욕에 빠져 있다면 화이고 화생토이니까 토에 해당하는 감성을 찾으면 됩니다. 토에 해당하는 감성은 생각입니다. 그러니까 명예욕에 마음이 빠져 있다면 생각을 하라는 것입니다. 과연 욕심에 머무는 것이 이로울 수 있는 것이지 생각을 하는 순간에 명예욕이라는 욕망에서 마음은 벗어날 수 있습니다. 그리고 그 생각이 토이니 토생금하는 방향으로 마음을 움직이되 이성적인 마음을 찾아서 움직이면 좋습니다. 금에 해당하는 이성은 의로움입니다. 즉 의로움을 충족시키는 생각으로 마음을 움직이는 순간 마음의 치유를 이루게 됩니다.

3단계 : 상극하는 방향으로 마음을 움직여야 합니다.

힐링심법의 2단계에서 실제 마음의 평정과 치유의 성과를 올릴 가능성이 매우 높습니다. 그럼에도 마음의 평정과 치유의 성과를 올리지 못하는 경우가 있습니다. 그 경우 상극하는 방향으로 마음을 움직이는 것이 3단계 요결입니다. 갈등보다는 충돌을 통하여 에너지를 상쇄시키는 방법이지요. 상처받은 마음이 이성 때문이든, 욕망 때문이든, 감성 때문이든 상극하는 이성, 욕망, 감성의 현재의 마음을 때리는 것입니다.

【실례 ❶】 마음이 믿음에 머물러 있으면서 갈등과 충돌을 일으키고 있다

고 가정해 봅시다. 불교 신앙을 가진 사람이 기독교 신앙을 가진 사람에게 스트레스를 가한다면 신앙의 갈등이 격렬한 충돌을 일으킬 수 있습니다. 그런데 믿음은 토에 속하므로 토를 극하는 목에 해당하는 어진 마음이라는 이성으로 마음을 움직여 보라는 것입니다. 석가모니도 부모가 자신에게 귀의하는 것을 반대한다면 부모님을 먼저 모시고 부모님이 돌아가신 다음에 귀의하라고 했습니다. 부모님을 어진 마음으로 배려한 다음에 부모의 마음을 평화롭게 한 다음에 믿음을 선택하는 방법으로 문제를 해결했던 것입니다.

【실례 ❷】 마음이 색욕에 머물러 있으면서 갈등과 충돌을 일으키고 있다고 가정해봅시다. 사랑하는 애인이 변심을 하고 있어서 마음의 갈등을 일으키고 있습니다. 이 경우 색욕에 해당하는 수를 극하는 토의 욕망을 활용하면 그 답이 있습니다. 토에 해당하는 욕심은 식욕입니다. 식욕은 믿을 수 있는 것은 먹고 그렇지 않으면 먹지 말아야 한다는 전제 조건을 깔고 있는 욕망입니다. 즉 애인이 변심을 하는 순간 믿을 수 없는 사람이 될 것인지 그래도 믿을 수 있는 사람인지를 확실하게 파악하고 결단을 내리면 되는 것입니다.

【실례 ❸】 마음이 근심과 슬픔에 머물러 있으면서 갈등과 충돌을 일으킨다고 가정해봅시다. 어떤 사람이 우울증에 빠져서 매사 부정적이고 우울한 마음에서 헤어나지 못한다고 한다면 금에 해당하는 감성에 머물고 있다고 봐야 합니다. 그렇다면 금을 극하는 화에 해당하는 감성을 끌어내야 하지

요. 그것은 기쁨입니다. 즉 코미디 영화나 친구와 만나서 농담도 하면서 수다를 떨고 히히덕거리다 보면 우울증에서 쉽게 벗어날 수 있습니다.

4단계 : 자아를 깨달아라.

이상의 3단계까지 마음을 움직이는 훈련을 한 것은 4단계에 도달하기 위한 워밍업입니다. 이성과 욕망 감성에 마음을 내주는 과정에서 자신의 정신세계에 어떠한 마음을 담아도 구애받지 않는 자아가 존재함을 느꼈을 것입니다.

그 자아는 인, 의, 예, 지, 신과 오욕 칠정에 구애받지 않는 존귀한 존재입니다. 이것을 노자는 도라고 했으며 불가에서는 불성이라고 했습니다. 기독교는 주님이라고 했으니 어떤 생명체에나 존재하는 여여한 존재 주인을 만나는 것입니다.

마음을 채우고 비우는 과정에서 어떠한 마음도 자신의 주인이 아님을 알게 됩니다. 그냥 하늘에 떠있는 뜬구름과 같이 생겼다가 소멸되는 존재에 불과하지요. 그런데 하늘은 그대로 있습니다. 아무런 작용을 하지 않는 것 같으면서 어디에나 미치지 않는 곳이 없는 그런 하늘과 같은 존재가 자신의 정신세계에서도 존재하고 있는 것입니다.

힐링의 근본적인 목표는 4단계에 도달하는데 있습니다.

이 단계에 도달해야 마음이 자유로이 주인을 향할 수 있으며 부동심을 얻을 수 있게 됩니다.

지극한 도는 어렵지 않다.

至道無難
지극한 도는 어려울 것이 없다.
唯嫌諫擇
오직 간택함을 혐오할 뿐이다.
但莫憎愛
단지 싫어하고 좋아하지 않는다면
洞然明白
자연스럽게 꿰뚫어 명백해지리라.

과거 퇴촌의 초가집에서 만난 이건상이란 분이 개구리 그림을 그려주면서 여백에 써주어 영적인 자극을 주었던 추억의 글귀입니다. 훗날 책을 읽으면서 이 글귀는 중국 선종의 3조인 승찬이란 분이 남긴 최고의 가르침임을 알았습니다. 지극한 도의 앞에 오운육기, 마음, 정신세계, 힐링, 심리, 체질, 약이 되는 음식, 소통, 자녀교육 등등을 넣고 간택하지 않고 싫어하고 좋아하지 않으면서 명백하게 꿰뚫어 보고자 하는 마음을 내보십시오.

꼭 막힌 것 같고, 앞날이 보이지 않고, 함정에 빠져서 허우적거리는 것 같은 심정에 처했습니다. 막막한 상황에 처할 경우 좋고 나쁘고 싫고 증오하지 않고 있는 그대로 놓아두고 아무 것도 하지 않고 자신의 주인을 바라만 보세요.

이것이 어렵다구요? 그냥 아침저녁으로 거울 앞에 자신을 세워 보세요. 단 5분만이라도 자신의 얼굴을 들여다보시기 바랍니다. 이것이 자신의 주인을 바라보는 것은 물론 아닙니다. 그러나 자신의 주인과 소통하는 방법임이 분명합니다. 자신의 외모를 성찰하는 것은 마음의 양식을 섭취하는 주인을 만나는 것과 같으니까요.

거울에게 물어보는 『백설공주』라는 동화도 있습니다. 물론 사악한 마녀가 하는 짓거리이긴 하지만 이런 사악한 국면이 아닌 자신을 바라보는 진실한 국면도 존재합니다. 아무것도 안하고 얼굴만 뜯어보는 것이 그런 위력을 가지고 있는지 의심이 가는 분들 지금이라도 실천해 보세요. 적어도 100일을 해봐야 합니다. 자신이 알지 못하는 고민을 해결하기 위해서 그 정도 노력을 해야 한다는 마음을 가지고 있다면 더 어려운 일도 해낼 것인데 자신의 얼굴 들여다보는 것이 대수이겠습니까?

그러면 스스로 알게 됩니다. 지금 존재하는 막막한 상황은 정말로 막막한 상황이 아니라 스스로의 마음에 잡혀 있고 닫혀 있는 마음에서 비롯되었다는 사실을 알게 됩니다. 어려운 문제도 가만히 놓아두면 명백하게 꿰뚫어 걸림이 없을 때까지 마음 가는대로 따라가는 자아를 발견하게 될 것입니다. 거기에 모든 것과 소통하는 지극한 도가 있습니다.

오운육기학이 전해주는
소통의 기술이 있다면?

+

우리의 문화는 소통을 너무 쉽게 이야기하고 있습니다. 집단과 집단
이 합의에 이루기도 쉽고 서로간의 의견을 소통하는데 큰 문제가 없이
이야기하고 있습니다. 과연 그럴까요? 아래의 재미있는 우화를 보십시
오.

지혜로운 왕이 하루는 장님들에게 동물원 구경을 시켰습니다. 이때
한 장님이 코끼리를 만져볼 수 있는 기회를 달라고 왕께 청했답니다.
"코끼리를 끌어내어 장님들에게 각각 만져보게 하라."
왕이 허락했습니다. 장님들은 각각 다가가 코끼리를 만져 보았습니
다. 어떤 사람은 코끼리의 다리를 만졌고, 어떤 사람은 코끼리 상아를
만져 보았습니다. 귀를 만지곤 끄덕거리는 사람도 있었고, 코를 만지
는 사람도 있었습니다. 배를 만지고 두드리는 사람도 있었습니다.

그들이 코끼리를 한 번씩 만져본 다음에 왕은 그들을 불러 모으고 물었습니다.

"너희들은 코끼리를 만져보았는가?"

"예 그렇습니다."

"그래 그럼 코끼리는 무엇과 같다고 생각하는가?"

"코끼리는 딱딱한 막대기와 같습니다."

상아를 만져본 장님이 대답했습니다.

"아닙니다. 코끼리는 큰 부채처럼 생겼습니다."

이번에는 귀를 만져본 장님이 말했습니다.

"코끼리는 통나무 기둥과 같습니다."

다리를 만져본 장님은 또 그렇게 말했습니다.

"코끼리는 큰 벽과 같습니다."

배를 만져본 장님의 말이었습니다.

"먼지털이개 같습니다."

코끼리 꼬리를 만져본 장님의 말이었습니다.

"큰 맷돌처럼 생겼습니다."

코끼리 머리를 만져본 장님의 말이었습니다.

자 여러분은 코끼리가 무엇과 같다고 생각하시는지요?

다양한 계층의 다양한 의견을 모두 끄집어내서 서로 소통하고 이해하고 합의에 이르기까지는 무수히 많은 갈등과 충돌 과정에서 상처를 받아야만 비로소 도달할 수 있는 접근하기 어려운 고지와 같습니다. 각자 자신의 관점에서 본 것만이 옳다고 주장하기 때문입니다. 그러나 발상의 전환을 해서 코끼리의 부분 부분을 모두 존중하고 보면 코끼리의 전체 모습을 적합하게 설명할 수 있다는 사실을 확실히 알 수 있을 것입니다.

이것이 오운육기학의 원리가 의견이 다른 사람간의 소통의 기술이 된다는 이치입니다.

육기가 형성하는 정보의 차이

사람은 태어나는 순간 우주와 대자연 그리고 사람이 제공하는 수많은 정보를 축적시키고 그 정보의 에너지로 인하여 독특한 자신만의 심리적 특성을 형성하게 됩니다.

이런 심리적 특성은 같은 사람이 없어 천상천하에 유아독존이라는 희귀성을 가지고 있습니다.

그런데 이런 다른 정보를 가진 사람이 소통을 해야 합니다. 당연히 견해차와 관점의 차이가 존재할 수밖에 없습니다. 그래서 사람은 태어나면서부터 부모와 소통하였던 것이 아니라 일방적으로 조종당했다고 봐야 합니다. 정보가 일방적으로 많은 사람에게 정보가 부족한 사람은 조종당할 수밖에 없는 것입니다.

부모세대와 자녀세대의 질서

공자는 20세에 약관, 30세에 이립, 40세에 불혹, 50세에 지천명, 60세에 이순이라 했고, 두보는 사람 나이 70세는 예로부터 드물다고 인생칠십고래희人生七十古來稀라고 했습니다. 사람은 살아가면서 나이에 따라서 축적된 정보의 힘에 따라서 독특한 성격적 특성을 형성합니다. 그런데 이런 연령의 차이에서 발생하는 사람이 가족을 형성하고 살았습니다.

예전에는 한 집안에 4대 또는 3대가 함께 살았음을 자랑스럽게 생각했으나 요즘은 핵가족 시대라서 자식과 부모가 살아가는 것이 다반사이고 점차 부부만 살거나 혹은 독신으로 사는 사람도 늘어가고 있습니다.

그러나 사람은 인간이라고 불리는 이유가 홀로 살아가는 것 보다는 더불어 살아가는 존재가 더 가치 있기 때문입니다.

더불어 살아가는 최소 단위가 바로 부모와 자식이 만드는 가족인 것입니다.

이 경우 한 가족에 존재하는 세대가 단 둘 밖에 존재하지 않습니다. 그리고 그 가족을 주도하는 정신은 부모입니다. 이렇게 획일적인 사고가 지배하는 풍토에서 부모세대와 자녀세대는 질서가 잡힌 것 같지만 실상은 극단적으로 소통하기 어려운 구조를 가지게 됩니다.

학교와 사회 직장의 만남

세상은 약관의 정신과 이립의 정신, 불혹의 정신과, 지천명의 정신 그리고 이순의 정신이 함께 공존할 수밖에 없는 것이 현실속의 사회인 것입니다.

20세 약관의 나이에 축적된 정보가 부족한 가운데 의관을 단정하게 하지 않는 미성숙한 관점이 존재하나 무모하고 모험심이 강한 신성함이 존재합니다. 30세 이립의 나이가 되면 뜻을 세워서 세상에 자신의 역할을 담당하는 역량을 갖추게 됩니다.

40세 불혹의 나이가 되면 자신이 하는 역할이 확고해서 다른 가치에 혹하지 않게 됩니다. 50세 지천명의 나이가 되면 자신이 감당할 수 있는 역할의 한계를 천명이라고 인지하고 삼가게 됩니다. 60세 이순의 나이가 되면 모든 거슬리는 소리도 귀에서는 순리에 맞는다고 순응하게 됩니다.

그러니 나이에 따라서 같은 사안을 다르게 해석하고 다른 의견을 내고 다른 관점으로 접근하는 상황에서 어떻게 소통할 것인가요? 사회에서의 만남은 이렇게 혼돈스러운 상황에서 공감대를 찾는 것과 같습니다.

그래서 의견이 강한 사람에게 의견이 약한 사람이 지배를 받게 되어 있습니다. 그러나 이것을 소통이라고 하지는 않지요. 그렇기 때문에 소통의 기술이 필요합니다.

오운육기가 가르치는 그릇

　사람은 태어나면서 네 개의 그릇을 가지고 태어납니다. 출생객기, 출생주기, 입태객기, 입태주기 이렇게 네 개의 그릇을 가지고 출생하지요. 그런데 이 그릇은 사람이 살아가면서 얻어내는 정보를 담아두는 그릇입니다. 그 그릇이 육기체질이 만드는 그릇인 것이지요.

　가령 그 그릇이 소음궐음태음소양이라고 가정해봅시다. 이 사람은 소음이라는 정보의 그릇에 추리, 수리, 자신감에 관련된 정보를 가득 채우게 됩니다.

　궐음이라는 정보의 그릇에 기술 기획 지혜와 관련된 정보를 가득 채우게 되고요. 태음이라는 정보의 그릇에는 논리, 합리, 과학, 공정한 정보를 가득 채우게 되며, 소양이라는 그릇에는 사교, 언어, 배려에 관련된 정보를 가득 채우게 됩니다.

　그런데 기술, 기획관련 회의를 개최하여 여기서 소통을 하여 합의안을 도출한다면 궐음이라는 그릇을 가진 사람과 궐음이라는 그릇을 가지지 않은 사람과의 이견이 발생하게 될 것입니다. 이런 경우 대부분 합의안을 도출하지 못합니다. 단지 협의만 하다가 말 것입니다.

　오운육기가 가르치는 그릇은 바로 이런 문제를 해결하는 대안을 제시한다는 점이다.

　사람마다 마음의 양식으로 삼는 바가 다른데 그 마음의 양식으로 삼는 바를 추정하여 그릇과 배포가 맞는 사람을 찾아내 소통을 하던가 아니면 그릇과 배포가 맞지 않는 사람이라면 협의 과정을 통하여 복합적인 안을 도출해내는 지혜를 발휘할 수 있기 때문입니다.

소통을 위한 요결

1단계 : 그릇의 인지

소통하기 이전에 자신이 가진 그릇을 인지하는 절차가 필요합니다. 천성과 지성을 통하여 자신의 그릇을 인지한다면 싶겠지만 이것을 하지 않고 자신의 역량이 어디까지 존재하는지 알기는 어렵습니다. 그러나 육기체질 분석을 통하여 자신의 정신세계에 어떤 그릇이 준비되어 있는지 알 수 있습니다. 이것이 그릇의 인지하는 가장 간단한 방법입니다.

2단계 : 갈등의 인지

문제는 한 가지 이슈에 대해서 서로 다른 견해가 관찰된다는 점입니다. 아무리 마음이 잘 맞는 친구지간이나 가족 또는 부부지간 혹은 형제지간이라고 하더라도 같은 견해를 가지지 않는다는 것입니다. 문제는 의견이 맞지 않는다면 일단 흥분하면서 감성에 빠진다는 것에 있습니다. 사실은 누구나 다른 견해를 가지는 것은 당연한 것인데 이것이 감정적으로 분노나 근심이나 두려움 또는 한심하다는 생각에 머물게 한다는 점입니다. 이런 상황에 접하게 되면 갈등이 존재함을 인지하게 됩니다.

여기서 주목할 것이 있습니다. 욕망과 감성 그리고 이성이 갈등을 일으킨다는 사실입니다.

즉 오운에 의한 천성의 간섭이 존재하게 되며 이에 대한 힐링심법이 진행되어야 합니다. 이 힐링심법을 통하여 갈등을 일으키는 원인에 대하여 자신만이 옳다는 생각에 갇혀 있지 않고 마음을 오픈 시킬 수 있어야 합니다.

자신이 옳다는 생각에 갇히는 순간 자신의 그릇 안에 상대방의 생각과 판단을 녹여 넣으려고 노력합니다. 그리고 그 가운데 보이지 않는 답을 찾기 위해서 스스로 충돌을 일으키지요. 이 상태가 지속되면 스스로 상처를 입고 치유되지 않습니다.

마음이 오픈되면 자신이 가지지 않는 그릇을 상대방이 가지고 있다는 상황을 인정하고 존중하게 됩니다.

3단계 : 그릇 모으기

소통을 하고자 한다면 자신에게 없는 그릇을 상대방의 견해를 경청하면서 찾아낼 수 있어야 합니다. 그러기 위해서 자신이 가진 견해를 주장하지 않는 전제 조건을 만들어야 합니다. 나와 다른 견해인데 그것이 이해되든 이해되지 않든 그런 견해가 존재한다는 사실을 인지하는 것이 좋습니다.

이런 마음가짐을 가지는 것이 그릇 모으기의 시작인 것입니다.

만약 장님이 코끼리를 만지고 기둥 같다느니 벽 같다느니 하면서 자신의 견해를 굽히지 않게 되면 코끼리의 전체 모습을 이해하지 못하게 됩니다. 그래서 한 명의 천재가 이끌어내는 성과는 열 명이 소통해서 내린 성과를 따라갈 수 없습니다. 천재는 일정 방향으로 탁월한 능력을 발휘하지 다양한 조건을 만족시키는 능력은 발휘하기 어렵기 때문입니다.

요즘 정치인이 소통을 하지 못하는 것은 이 대목에서 마음가짐에 문제가 발생하기 때문입니다. 소통은 자신의 견해와 함께 상대의 견해를 있는 그대로 존중해야 하는데, 자신의 견해는 존중하고 상대방이 일방적으로 자신의 견해를 따라야 소통이 된 것으로 착각하기 때문입니다. 일방통행식의 견해는 갈등과 충돌에서 발생하는 상처를 치유할 수 없습니다.

4단계 : 그릇 키우기

그릇을 모으는 정도만으로도 이미 소통은 시작되고 있습니다. 그러나 진정한 소통은 자신의 그릇을 키워야 합니다. 왜냐하면 자신이 주변의 지인이나 친구 동료의 그릇을 모아 놓았다고 해도 그들의 견해를 자신의 그릇에 담은 것이 아니기 때문입니다.

언제나 갈등이 유발될 수 있고 충돌이 유발되면서 고통스럽게 소통을 할 수 밖에 없습니다. 갈등과 충돌이 없이 소통하기 위해서는 상대방의 그릇을 모아서 그 그릇을 담을 수 있는 자신만의 큰 그릇을 만들어야 합니다. 그리고 그 그릇에 담을 수 있는 상대방의 견해를 절대로 무시하지 말고 존중하고 공존하는 마음가짐을 잃지 말아야 합니다.

이렇게 상대의 그릇을 담을 수 있다는 것은 한사람이 대자연과 우주를 품을 수 있는 정신세계 즉 소우주를 여는 것과 같은 것입니다. 작은 사람의 마음에 거대한 우주와 대자연을 담을 수 있는 것입니다. 그래서 작은 겨자씨에 수미산을 담을 수 있다고 옛 사람은 이야기 했지요. USB 하나에 산더미 같이 쌓인 책의 정보를 담을 수 있듯이.

5단계 : 그릇 초월하기

소통에서 가장 중요한 마지막 단계는 그릇을 초월하는 것입니다. 물론 이런 단계는 소통이 끝나서 합의에 이르고 새로운 창조를 이룰 수 있는 경지에 도달했다는 뜻이기도 합니다.

모든 사람이 이 단계에 도달할 수 없습니다. 그러나 소통을 잘하는 사람은 이 단계에 도달합니다. 여섯 명의 맹인이 자신의 입장에서 여섯 가지 코끼리의 특징을 이야기 했습니다. 그리고 이것을 모아보니 코끼리가 가진 여섯 가지 외형적인 특징이었던 것입니다. 그러니 누구의 견해가 맞고 틀린 것이 아니라 그 모든 것이 모여져야 비로소 진리에 가깝게 된다는 것을 그릇 모으기 단계에서 알았습니다. 그런데 그러기에는 너무 많은 갈등과 충돌이라는 절차를 밟아야 했습니다.

이런 번거로움을 없애기 위해서 4단계인 그릇 키우기를 하여 갈등과 충돌 없이 원하는 소통을 자연스럽게 해내게 되었습니다.

이것이 끝이 아니지요. 그릇을 키우는 것은 그릇을 초월하기 위한 훈련일 뿐입니다. 어느 순간 멀었던 눈이 열리며 한 눈에 코끼리의 진면목을 알아보는 순간이 오게 됩니다. 이 상황이 되면 번거롭게 그릇을 인지하고 갈등을 인지하고 그릇을 모으고 그릇을 키우지 않고 바로 그릇을 초월할 수 있는 것입니다. 그러나 그릇을 초월하는 것은 혼자해서 되는 것이 아닙니다. 오랜 시간 이심전심으로 마음을 소통해야 가능한 경지이니 나 홀로 깨달았다고 나태하지 말고 함께 공진하는 노력을 경주해야 합니다.

2만 불 시대에서 4만 불 시대로 진화하는 한국의 문제

요즘 누리과정 공약이 대통령 공약이고 학생의 무료급식은 사회적 합의라는 주장이 여야의 정쟁수준으로 발전하고 있습니다. 국민은 그야말로 원숭이가 된 상황입니다. 조삼모사에 대한 고사가 있지요. 잘 아시겠지만 다시 거론해 볼까요?

원숭이 무리에게 바나나를 아침 저녁으로 각각 4개씩을 주었는데 어느 날 주인이 아침에는 3개 저녁에는 4개를 준다고 하자 데모를 했다고 합니다. 그러자 주인은 그렇게 화를 낸다면 아침에는 4개 저녁에는 3개를 준다고 하자 원숭이는 항의를 그쳤다고 하는 의미심장한 내용입니다.

그런데 우리 국민이 정치인에게 이런 원숭이와 같은 대접을 받고 있다는 사실입니다. 이 고사에서 원숭이 주인은 국가와 정치인이지요. 그런데 국민인 원숭이의 태도입니다. 이것을 주목하지 않아요. 왜 주인에게 얽매여 바나나 7개를 나눠 받는 방식에 대해서 목을 매냐는 것입니다. 원숭이 스스로 바나나나무에 올라가 따고 싶은 만큼 따면 되는 것을 말이죠. 언제부터인가 국민은 정부와 정치인에게 받으려고만 했지 스스로 변화하는데 인색해졌습니다.

빠른 속도로 경제성장을 해온 한국이 1인당 국민소득 3만 불과 4만 불 시대를 만들지 못하고 있습니다. 여기에는 그렇게 될 수밖에 없는 문제가 도사리고 있기 때문입니다.

어떤 문제가 존재하고 있을까요? 국가 정부가 해야 할 일은 많다고 하면서 국민 개개인은 변화하려 하지 않는다는 것이 그 핵심입니다.

1. 5,000만 인구가 획일적인 사고에서 다양성을 포용하는 정신적 선진 문화에 도달하지 못하고 있습니다.

2. 자녀 세대와 부모 세대의 갈등을 원만하게 해결하지 못하고 복지 문제를 미래세대에게 전가하고 있습니다.

3. FTA와 보건정책이 화학 약물 중독으로 이끌며 천연물질 및 농산물을 위주로 한 자연치유 힐링 문화의 진입을 방해하고 있다는 사실에 관심이 없습니다.

이 세 가지 문제를 해결하는 대안이 오운육기 체질의학에 숨겨진 소통의 기술에 있습니다. 국가와 정치인이 해결해주는 것이 아니라 스스로 자신을 돌아보고 성찰하며 진화시킬 때 얻어지는 산물일 수 있다는 생각으로 마음의 양식을 삼는 것이 유일한 대안이지요.

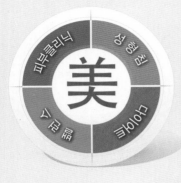

TEA therapy 천년초차, 오미자차
SOUP therapy 슬림죽

비만, 과체중, 국소비만
황제 다이어트젤리,
온백원, 고과환
산삼 약침

**화상, 햇볕화상, 입주변
가려움증, 지루성피부염**
자운고, 자운신고,
뱀독 약침

건선, 아토피성 피부염
Sa연고, 보습제, 스킨파워환
뱀독스프레이, 뱀독 약침

**여드름피부, 민감성 및 알러지성
피부염, 피부 면역력저하**
스킨파워환, 스킨파워젤리
뱀독 약침, 소양스킨,
뱀독 스프레이

※
무좀, 습진, 완선
무좀짱, 뱀독 약침

아름다운 몸매, 피부, 얼굴 가꾸는 지혜
FIND OUT YOUR BEAUTY

생일로 풀어낸
신광호 한의사가 전하는 **기적의 치유코드**

먹거리가 답이다

1판 1쇄 발행일 2014년 12월 20일
1판 2쇄 발행일 2015년 8월 6일

지은이 신광호
펴낸이 최종현
펴낸곳 책넝쿨
출판등록 제25100-2015-000009호
주소 서울시 강동구 고덕로 262
홈페이지 http://www.nongmin.com
마케팅 류준걸 최인석 구영일
전화 02-3703-6136 | **팩스** 02-3703-6213
디자인&인쇄 지오커뮤니케이션

책넝쿨은 (사)농민신문사가 만든 새로운 출판브랜드입니다.
이 책은 저작권법에 따라 보호를 받는 저작물이므로 무단전제와 무단복제를 금지하며,
내용의 전부 또는 일부를 이용하려면 반드시 저작권자와 (사)농민신문사의 서면동의를 받아야 합니다.

© 책넝쿨 2015
ISBN 979-11-952899-4-3 03510

잘못된 책은 바꾸어 드립니다. 책값은 뒤표지에 있습니다.